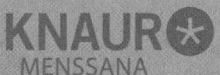

DR. THOMAS RAMPP * SABINE PORK

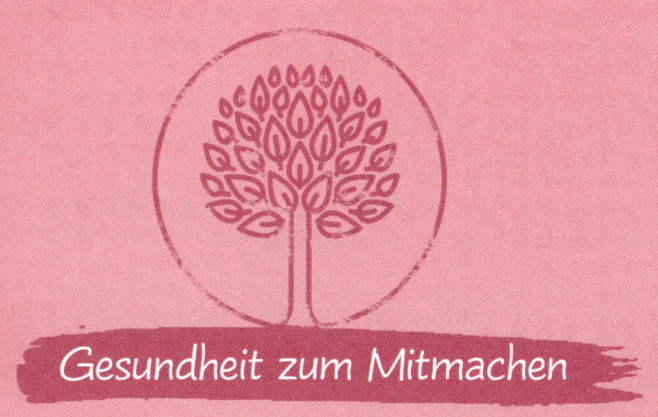

Gesundheit zum Mitmachen

Frei von KOPFSCHMERZEN

- Selbst aktiv werden
- Beschwerden lindern und heilen
- Lebensqualität steigern

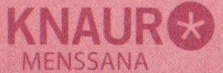

SÄULE 1   LEBENSSTIL 21
Besser mit Stress und Belastungen umgehen, damit der Kopfschmerz erst gar nicht entsteht

SÄULE 2   BEWEGUNG 35
Mit einem maßvollen Bewegungsprogramm den Kopfschmerz ausbremsen und Lebensfreude gewinnen

SÄULE 3   SELBSTHILFE DURCH HYDROTHERAPIE 49
Mit Wasseranwendungen à la Kneipp Spannungen abbauen und Kopfschmerz wirksam lindern

SÄULE 4   PFLANZENHEILKUNDE 63
Mit sanften Mitteln aus der Natur dem Kopfschmerz die »grüne Karte« zeigen

SÄULE 5   ERNÄHRUNG 73
Mit nährstoffreichen Gerichten Körper und Seele stärken, damit Kopfschmerz keine Chance hat

VORWORT

Kopfschmerz ist etwas, was die meisten von uns kennen. Den »dicken Kopf« bei einem grippalen Infekt oder das Schädelbrummen nach einer Partynacht haben die meisten Menschen schon erlebt. Handelt es sich aber um einen häufig auftretenden Kopfschmerz, der den Alltag stark beeinträchtigt, dann sprechen wir von einer Krankheit, die medizinischer Hilfe bedarf.

Vier Hauptgruppen machen über 90 Prozent der Kopfschmerzfälle aus: Migräne, Spannungskopfschmerz, Kopfschmerzen durch Schmerzmittelübergebrauch und Clusterkopfschmerz. Allein ca. 8 Millionen Bundesbürger leiden an Migräne; viele davon sind aber nicht in professioneller Behandlung.

Eine vollständige Heilung ist bei den meisten Kopfschmerzarten bis heute leider nicht möglich. Es gibt aber viele Möglichkeiten, Kopfschmerzen zu lindern und die Lebensqualität zu verbessern. Der erste Schritt ist, dass die Erkrankung überhaupt als solche erkannt wird. Hierbei können Kopfschmerzfragebögen und das Führen eines Kopfschmerzkalenders oder Kopfschmerztagebuches helfen. Im zweiten Schritt muss dann über Hilfsmöglichkeiten nachgedacht werden. Rein medikamentöse Therapieformen können Nebenwirkungen hervorrufen oder durch zu häufige Einnahmen wiederum Kopfschmerzen erzeugen. Gesünder und meist erfolgreicher ist es, als Betroffener selbst aktiv zu werden. Deshalb gehört zu einer erfolgreichen Kopfschmerzbehandlung unbedingt eine Analyse des Lebensstils. Ernährung, Bewegung, Stressverarbeitung, Spannungsregulation etc. müssen angeschaut werden. Wenn sich an der einen oder anderen Stelle Defizite zeigen, können gezielte Therapie- und Selbsthilfemaßnahmen helfen. Auch ein achtsamerer Umgang mit sich selbst (den man vielleicht erst lernen muss) kann zu einer Reduzierung der Kopfschmerztage, der Dauer der Kopfschmerzattacken und der Kopfschmerzstärke führen. Dieses Buch soll Ihnen dabei helfen, selbst aktiv zu werden. Wir wünschen Ihnen gute Besserung!

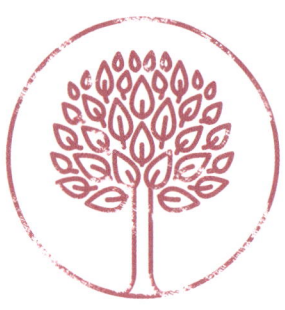

Wie Schmerzen im Kopf entstehen

Schmerzen sind immer ein Warnsignal. Auch Kopfschmerzen deuten in der Regel darauf hin, dass im Körper irgendein Problem vorliegt. Deshalb sollte man sie unbedingt ernst nehmen und nicht einfach mit Medikamenten »wegdrücken«.

Jeder Mensch hat schon einmal erlebt, wie unangenehm Schmerzen sein können. Dennoch sind Schmerzen eine äußerst sinnvolle Einrichtung der Natur, die sogar unser Überleben sichert. Schmerzen signalisieren uns, dass etwas im Körper nicht stimmt oder dass an irgendeiner Stelle Gefahr droht. Innerhalb des Kopfes finden sich Schmerzrezeptoren nur in den Gefäßwänden der Hirnhaut, das Gehirn selbst ist schmerzunempfindlich. Die Ursachen von Kopfschmerzen sind vielfältig und noch nicht im Detail geklärt. Früher dachte man, sie seien das Werk böser Geister. Von frühesten Zeiten an bis ins 17. Jahrhundert hinein bohrte man sogar Löcher in den Schädel, um die Geister zu vertreiben.

Wann sollte man zum Arzt gehen?

Treten Kopfschmerzen nur ab und zu auf, beispielsweise vor einem Wetterumschwung oder nach Genuss von zu viel Rotwein, dann ist dies kein Grund zur Besorgnis. Treten Kopfschmerzen dagegen regelmäßig oder chronisch auf, sollte ein Arzt konsultiert werden. Vorsicht ist auch geboten, wenn sie zum ersten Mal oder ungewohnt heftig auftreten. Ebenso, wenn sich Kopfschmerzen in Art, Heftigkeit, Ablauf und Dauer deutlich verändert haben. Auch in diesen Fällen sollte ein Arzt aufgesucht werden, der dann eventuell gefährliche Ursachen abklärt.

Wie finde ich einen guten Therapeuten?

Nicht nur ein Großteil der Bevölkerung sieht in Kopfschmerzpatienten oft nur eingebildete Kranke. Leider kommt dies auch bei Ärzten vor, die – häufig aus Hilflosigkeit oder wegen mangelnder Fachkenntnis auf dem Gebiet der Schmerztherapie – die Beschwerden der Patienten als Lappalie abtun. Dies führt dazu, dass sich die Patienten unverstanden und alleingelassen fühlen und dann eigene Krankheitstheorien entwickeln und selbst entwickelte Behandlungswege einschlagen. Dadurch investieren Patienten oft viel Zeit und Geld in wirkungslose Therapien, oder es kommt zu einem sogenannten Ärzte- und Therapeuten-Hopping. In manchen Fällen führt diese Entwicklung auch zu einem falschen oder übermäßigen Gebrauch von Medikamenten. Diese negativen Vorerfahrungen behindern dann in vielen Fällen weitere Arzt-Patienten-Beziehungen, auch wenn der Arzt sich kompetent und einfühlsam mit dem Patienten beschäftigt.

Es wäre also wichtig, frühzeitig den richtigen Arzt zu finden. Aber wie gelingt das? Grundsätzlich kann heutzutage jeder gut informierte und interessierte Hausarzt Kopfschmerzen behandeln. Ein Spezialist, das heißt ein Neurologe, sollte dann hinzugezogen werden, wenn man mit den gängigen diagnostischen Maßnahmen nicht weiterkommt oder besondere Komplikationen oder Therapiehindernisse bestehen. Wichtig ist, dass ein gutes, vertrauensvolles Verhältnis zum behandelnden Arzt besteht und dass die Erwartungshaltung an den Arzt nicht unrealistisch hoch ist. Auch der beste Kopfschmerzexperte kann die Schmerzen nicht wegzaubern. Bilden Sie mit Ihrem Arzt ein therapeutisches Team. Dieses Buch soll Ihnen auch dabei helfen, informiert und kompetent mit Ihrer Erkrankung umzugehen.

Diagnose »Kopfschmerz«

Die richtige Diagnose zu stellen, ist nicht immer ganz einfach. Da es aber ca. 250 verschiedene Arten von Kopfschmerz gibt, ist sie für die Therapie von entscheidender Bedeutung. Ein durch hohen Blutdruck verursachter Kopfschmerz ist selbstverständlich anders zu behandeln als ein Kopfschmerz, der durch einen Aufenthalt in der Kälte entsteht. Selbst die beiden häufigsten Arten, die Migräne und der »Kopfschmerz vom Spannungstyp«, die zusammen ca. 90 Prozent aller Kopfschmerzen ausmachen, werden nicht immer richtig erkannt. Dies liegt zum einen daran, dass trotz einiger grundlegender Unterschiede dieser beiden Typen einzelne Symptome und der individuelle Verlauf der einzelnen Attacken ähnlich sein können. Deshalb ist es für den Patienten und den Therapeuten nicht immer ganz klar, ob es sich nun um eine Migräne oder um einen Spannungskopfschmerz handelt. Hinzu kommt, dass bei ein und demselben Patienten beide Kopfschmerztypen vorkommen können.

Durch eine gründliche Untersuchung und Befragung des Patienten schließt der Arzt zunächst sogenannte symptomatische Kopfschmerzen aus. Das sind Kopfschmerzen, die durch eine andere Erkrankung ausgelöst werden. Die Ursache kann z. B. eine Viruserkrankung sein, das Symptom einer Vergiftung oder in sehr seltenen Fällen sogar ein Hirntumor. Hat der Arzt alle diese Möglichkeiten ausgeschlossen, kann er mithilfe eines Kopfschmerzkalenders oder eines Kopfschmerztagebuches zusammen mit dem Patienten herausarbeiten, wann, wie oft, wie lange, wie stark die Kopfschmerzen sind und welche Begleitsymptome vorliegen. Nimmt der Patient schon Medikamente, sollte dies selbstverständlich auch berücksichtigt werden, insbesondere welche Medikamente, wie oft, wie viel und ob diese helfen.

Eine gute und wichtige Hilfe bei der Diagnose Migräne oder Kopfschmerzen vom Spannungstyp stellt der »Kieler Kopfschmerzfragebogen« dar. Damit gelingt die Diagnose einer Migräne oder eines Spannungskopfschmerzes mit ziemlicher Sicherheit. Der Fragebogen kann vom Patienten selbst ausgefüllt und ausgewertet werden. Er kann im Internet unter www.schmerzklinik.de heruntergeladen werden. Das

Ergebnis des Fragebogens sowie das Kopfschmerztagebuch bzw. der Kopfschmerzkalender bilden dann die Grundlage für die weiteren diagnostischen und therapeutischen Schritte. Sie sind für die richtige Behandlung von entscheidender Bedeutung (siehe Hinweise am Ende des Buchs).

Kopfschmerzen ganz konkret

In diesem Abschnitt wollen wir uns die wichtigsten Formen von Kopfschmerzen genauer ansehen. So bekommen Sie einen ersten Eindruck davon, unter welcher Art von Kopfschmerz Sie leiden.

Der Spannungskopfschmerz

Der Spannungskopfschmerz ist am weitesten verbreitet und begleitet viele Menschen im Alltag. Bis zu ein Drittel der Bevölkerung ist davon betroffen, im Durchschnitt an ein bis zwei Tagen im Monat. Betroffen sind alle Altersgruppen, Frauen und Männer. Die Patienten beschreiben ihre Beschwerden zum Teil ganz unterschiedlich. Einige haben das Gefühl, ein schweres Gewicht laste auf ihrem Kopf, andere fühlen sich wie in einem Schraubstock, wiederum andere berichten von einem engen Helm um den Kopf. Gemeinsam ist diesen Bildern der dumpf-drückende, ziehende oder pressende Charakter dieses Kopfschmerzes, der sich oft vom Nacken zur Stirn hin ausbreitet. Oft ist es schwirig, ihn genau zu lokalisieren. Ohne Behandlung dauert er zwischen 30 Minuten und 7 Tagen. Er verstärkt sich in der Regel nicht durch körperliche Betätigung, gelegentlich bessert er sich dadurch sogar. Übelkeit und Erbrechen kommen in der Regel nicht vor, Lärm- und Lichtempfindlichkeit aber gelegentlich schon.

Treten Spannungskopfschmerzen an weniger als 15 Tagen im Monat auf, spricht man vom episodischen Typ. Treten die Schmerzen an mehr als 15 Tagen im Monat auf, und das schon mindestens seit 6 Monaten, dann spricht man von einem chronischen Spannungskopfschmerz. In extremen Fällen treten die Kopfschmerzen sogar täglich auf. Dieser

Zustand ist natürlich extrem belastend und bedarf dringend einer wirksamen Therapie.

Vielfältige und uneindeutige Bezeichnungen wie »Muskelkopfschmerz«, »Stresskopfschmerz« und »psychogener Kopfschmerz« geben schon darüber Auskunft, dass die exakte Ursache für den Spannungskopfschmerz bis heute nicht im Detail geklärt ist. Man geht aber davon aus, dass verschiedene Belastungen, denen wir heutzutage im hektischen Alltag ausgesetzt sind, daran beteiligt sind.

Muskelverspannungen sind nicht die alleinige Ursache bei der Kopfschmerzentstehung, sondern das Gehirn selbst scheint eine entscheidende Rolle bei der Entstehung dieser Form von Kopfschmerzen zu spielen.

Das körpereigene schmerzverarbeitende System spielt hier wohl eine wichtige Rolle. Normalerweise werden Schmerzreize gefiltert, bevor sie an der Hirnrinde ins Bewusstsein kommen. Die Schmerzfilter sind serotoninabhängig; nur bei einer ausreichenden Menge von Serotonin im Gehirn können Schmerzrezeptoren geschlossen bleiben. Normalerweise sind die Serotoninspeicher im Gehirn immer gut gefüllt. Durch körperlichen oder psychischen Stress, übermäßigen Gebrauch von Genussmitteln oder eine Fehlernährung können große Mengen von Serotonin verbraucht werden. Die Folge ist, dass die Schmerzrezeptoren geöffnet werden und Schmerzsignale – z.B. aus verspannten Muskelarealen aufgrund von Fehlhaltungen oder Kampf- und Fluchtreaktionen durch Stress und Angst – nun unkontrolliert ins Gehirn gelangen und dort Kopfschmerzen auslösen können.

Mit anderen Worten: Die Schmerz auslösenden Faktoren sind vorher schon da. Durch den Serotoninmangel kommen sie aber zu einem bestimmten Zeitpunkt ins Bewusstsein.

Die Migräne

Für die Migräne gibt es heute plausible Modelle, die ihre Entstehung erklären können. Man geht davon aus, dass nicht ein einzelner Faktor die Migräne auslöst. Nach Aussage der »neurologisch-verhaltensmedizinischen Migränetheorie« werden bei Migränepatienten Reize im Gehirn anders verarbeitet. Diese Besonderheit ist angeboren. Der Patient steht sozusagen ständig unter Hochspannung, das Gehirn arbeitet unter Volldampf und Reize werden größtenteils ungefiltert zum Gehirn durchgelassen. Wird diese erhöhte Empfangs- und Reaktionsbereitschaft des Organismus noch von sogenannten Trigger-Faktoren, also plötzlichen Veränderungen des gewohnten Lebensrhythmus, angeheizt, dann kann ein Migräneanfall ausgelöst werden. In kurzer Zeit kommt es zur Ausschüttung von verschiedenen Botenstoffen im Nervensystem, darunter auch Serotonin. Der Organismus reagiert auf diese massive Ausschüttung der Nervenbotenstoffe wie bei einer Vergiftung: mit Übelkeit und Erbrechen. Dies läuft biologisch völlig ins Leere, da ja die eigentliche Ursache nicht eine Nahrungsaufnahme, sondern Reizüberflutung ist. Durch die in großer Menge ausgeschütteten erregenden Nervenbotenstoffe kommt es zunächst zu einer Übererregung bestimmter Hirnzellen, die anschließend in einen Zustand verminderter Aktivität übergehen. Dabei wird die Konzentration der Elektrolyte in und zwischen den Zellen gestört. Und dies wiederum erregt benachbarte Schmerzrezeptoren. Außerdem werden Entzündungsbotenstoffe freigesetzt, die im Bereich der Hirnhäute und deren Blutgefäße eine schmerzhafte Entzündung hervorrufen.

Fast jeder dritte Migränepatient hat bis zu 48 Stunden vor dem Anfall sogenannte *Migränevorboten* wie z.B. zunehmende Gereiztheit, Heißhunger auf Süßes, aufgedreht sein, häufiges Gähnen, Müdigkeit und andere Symptome. Dies sind aber nicht die Ursachen oder Auslöser einer Migräne, sondern die ersten unspezifischen Symptome, mit denen sie sich ankündigt. Das Verlangen nach Süßem ist darauf zurückzuführen, dass das Gehirn vor dem Migräneanfall auf Hochtouren arbeitet und dafür sehr viel Energie in Form von Zucker (Glukose) benötigt. Patienten, die solche Vorboten haben, können sich dies zunutze machen:

Je früher man einen Migräneanfall erkennt, desto besser kann man etwas dagegen unternehmen.

Die Aura (benannt nach Aurora, der griechischen Morgengöttin) dagegen ist eine Störung des zentralen Nervensystems, die bei jedem zehnten Patienten den Beginn des Migräneanfalls ankündigt. Vor der eigentlichen Kopfschmerzattacke treten zunehmend stärker werdende neurologische Störungen auf. In ca. 90 Prozent der Fälle sind es Sehstörungen mit Flimmern oder Zickzacklinien am Rand des Gesichtsfeldes, aber auch Sprachstörungen und Kribbeln einzelner Körperpartien bis hin zu Lähmungserscheinungen. Im Durchschnitt dauert die Aura maximal eine Stunde, kann aber bei einer Sonderform der »Migräne mit verlängerter Aura« auch bis zu 7 Tage anhalten. Es gibt Fälle, in denen nach der Aura überhaupt keine Kopfschmerzen auftreten, sodass die Patienten gar nicht auf die Idee kommen, es könnte sich um eine Migräne handeln.

Wenn die Kopfschmerzen einsetzen, hat die Migräne ihren Höhepunkt erreicht. Ein quälender, oft als stechend, pulsierend oder hämmernd empfundener, sich mit jedem Pulsschlag steigernder Kopfschmerz setzt ein. Oft tritt er halbseitig, seitlich, vorne oder hinten, manchmal aber auch am ganzen Kopf auf. Jede körperliche Anstrengung wird jetzt als belastend empfunden. Oft kommen noch Appetitlosigkeit, Übelkeit, eventuell sogar Erbrechen dazu. Dieser Zustand dauert Stunden und kann in Einzelfällen sogar Tage anhalten. Manche Patienten leiden zusätzlich unter Lärm-, Licht- oder Geruchsempfindlichkeit und ziehen sich an einen ruhigen Ort zurück.

Kopfschmerz durch Schmerzmittel

Der sogenannte *schmerzmittelinduzierte Kopfschmerz* entsteht durch einen falschen, zu häufigen und unkontrollierten Umgang mit Schmerzmitteln. Dieser übermäßige Gebrauch führt mittel- und langfristig zu einer Abhängigkeit, und beim Absetzen der Medikamente entstehen sofort wieder Kopfschmerzen, sozusagen als Entzugserscheinung. Daraus entwickelt sich ein Teufelskreis aus immer mehr Kopfschmerzen und immer höherem Schmerzmittelverbrauch. Ohne professionelle Hilfe können Patienten dieser Situation oft nur schwer entkommen, da es den meisten paradox erscheint, dass gerade Schmerzmittel ihre Beschwerden erzeugen.

Die Ursache für Medikamentenübergebrauch kann z. B. eine falsche Diagnose und dadurch eine falsche Medikamentenempfehlung sein. Weil das Präparat schlecht wirkt, nimmt der Patient immer mehr davon. Aber auch bei Einnahme des passenden Medikaments kann es zu einer unkontrollierten Dosissteigerung kommen, weil Patienten oft Angst vor der nächsten Kopfschmerzattacke haben, weil sie im Alltag funktionieren wollen und deshalb häufig Medikamente einnehmen, obwohl dies vielleicht gar nicht nötig wäre.

Kopfschmerzmittel binden sich an Rezeptoren. Dadurch werden zuvor geöffnete Schmerzfilter wieder geschlossen und der Kopfschmerz verschwindet. Durch den ständigen Einsatz von Schmerzmitteln entsteht ein Gewöhnungseffekt, und die Rezeptoren verlieren ihre Sensibilität. Immer höhere Konzentrationen an Schmerzmitteln werden benötigt, um die Beschwerden zu lindern. Eine Medikamentenabhängigkeit ist entstanden, und wenn man nun die Medikamente weglässt, entsteht der »Entzugskopfschmerz«.

Manche Patienten berichten von Konzentrations- und Schlafstörungen, Schwindel und/oder Kältegefühl. All dies sind Hinweise auf einen durch Medikamente ausgelösten Kopfschmerz. Auch eine Kombination mit Schlaf- und Beruhigungsmitteln kommt häufig vor, und nicht selten sind nach jahrelangem Missbrauch schon Organschäden an Magen, Niere, Leber oder Nerven entstanden. Als Faustregel kann gelten, dass Schmerzmedikamente nicht häufiger als an zehn Tagen pro Monat eingenommen werden sollen.

Hinweise auf einen übermäßigen Gebrauch von Schmerzmitteln

+ Ohne Schmerzmittel verlasse ich nicht das Haus.
+ Die Medikamente sind überall deponiert: im Büro, im Auto, in der Handtasche, in der Sporttasche.
+ Ich nehme auch vorbeugend Schmerzmittel ein.
+ Ich nehme an mehr als 10 Tagen im Monat Schmerzmittel ein.
+ Ich habe an mehr als 14 Tagen im Monat Kopfschmerzen.

Um bei einer Abhängigkeit von Schmerzmitteln einen Entzug zu schaffen, ist es zunächst einmal wichtig, ohne gegenseitige Vorwürfe von Arzt und Patient die Situation anzusehen. Ein Entzug kann ambulant oder stationär erfolgen. Ziel ist es in jedem Fall, ihn mit möglichst wenig Belastung durchzuführen und Rückfälle zu vermeiden.

Der Clusterkopfschmerz

Der *Clusterkopfschmerz* wird als der heftigste vorstellbare Kopfschmerz eingestuft und treibt Betroffene an den Rand des Wahnsinns. Hier sind Männer mit einem Anteil von 95 Prozent deutlich häufiger betroffen. Möglicherweise gibt es eine genetische Veranlagung für diese Form des Kopfschmerzes. Die Attacken häufen sich zu bestimmten Jahreszeiten, und diese Perioden dauern dann meist ein bis zwei Monate an, gefolgt von einer beschwerdefreien Zeit unterschiedlicher Länge, die Wochen, Monate und sogar Jahre dauern kann. Der episodische Clusterkopfschmerz kann aber auch in seltenen Fällen in eine chronische Form übergehen. Während der Kopfschmerzphasen kommt es meist täglich zu Attacken; zwei bis acht Attacken sind dabei möglich. Eine Attacke dauert 30 bis 45 Minuten und nie länger als drei Stunden. Die Schmerzen setzen plötzlich ein und klingen nach Erreichen des Höhepunktes mehr oder weniger schnell wieder ab. Sie sind immer einseitig, und es handelt sich um einen bohrend-brennenden Schmerz rund um ein Auge. Oft wird der Vergleich »wie ein glühendes Messer im Auge« gebraucht. Die Patienten sind während der Attacke wie aufgedreht und versuchen auf unterschiedliche Art und Weise, eine Art Gegenschmerz zu erzeugen, z. B. indem sie den Kopf gegen die Wand schlagen. Begleitsymptome sind oft Augentränen, Augenbrennen, ein hängendes Augenlid, schnupfenähnliche Symptome im Nasenbereich und Ähnliches. In den Kopfschmerzphasen sollte Alkohol gemieden werden, da er als potenzieller Auslöser gilt.

Andere Kopfschmerzformen

Die *Trigeminusneuralgie* ist eine Funktionsstörung des Nervs, der das Gesicht mit Sinneswahrnehmungen versorgt. Über ihn werden Empfindungen wie Kälte, Wärme, Druck und Schmerz weitergeleitet. Es kommt zu kurzfristigen, plötzlichen, blitzartigen Schmerzen, oft ausgelöst durch Kauen, Sprechen, Zähneputzen und Ähnliches. Bis zu hundert Attacken am Tag sind beschrieben worden.

Die Ursache für den *atypischen Gesichtsschmerz* ist noch nicht gefunden. Meist ist es ein Dauerschmerz, der gehäuft bei Frauen mittleren Alters im Bereich Wange, Oberkiefer und Zähne auftritt.

Weitere Kopfschmerzarten können sein: Entzündung der Schläfenarterie (Arteriitis temporalis), Kopfschmerz nach Unfällen, Kopfschmerz mit Fieber, Kopfschmerz durch Nasennebenhöhlenentzündung, Kopfschmerz durch Sehstörungen, Kopfschmerz durch innere Erkrankungen, Kopfschmerz ausgelöst durch Medikamente. All diese Kopfschmerzen müssen ärztlich abgeklärt und gegebenenfalls fachärztlich behandelt werden.

Bestandsaufnahme

So fühle ich mich

....
....
....
....
....
....
....
....
....

Das möchte ich für mich ändern

....
....

Mein persönliches Ziel

Das möchte ich erreichen

....
....
....
....
....
....
....
....
....
....

Wer könnte mir helfen?

....
....

Bestandsaufnahme-Kuchen

So sind meine Aktivitäten verteilt

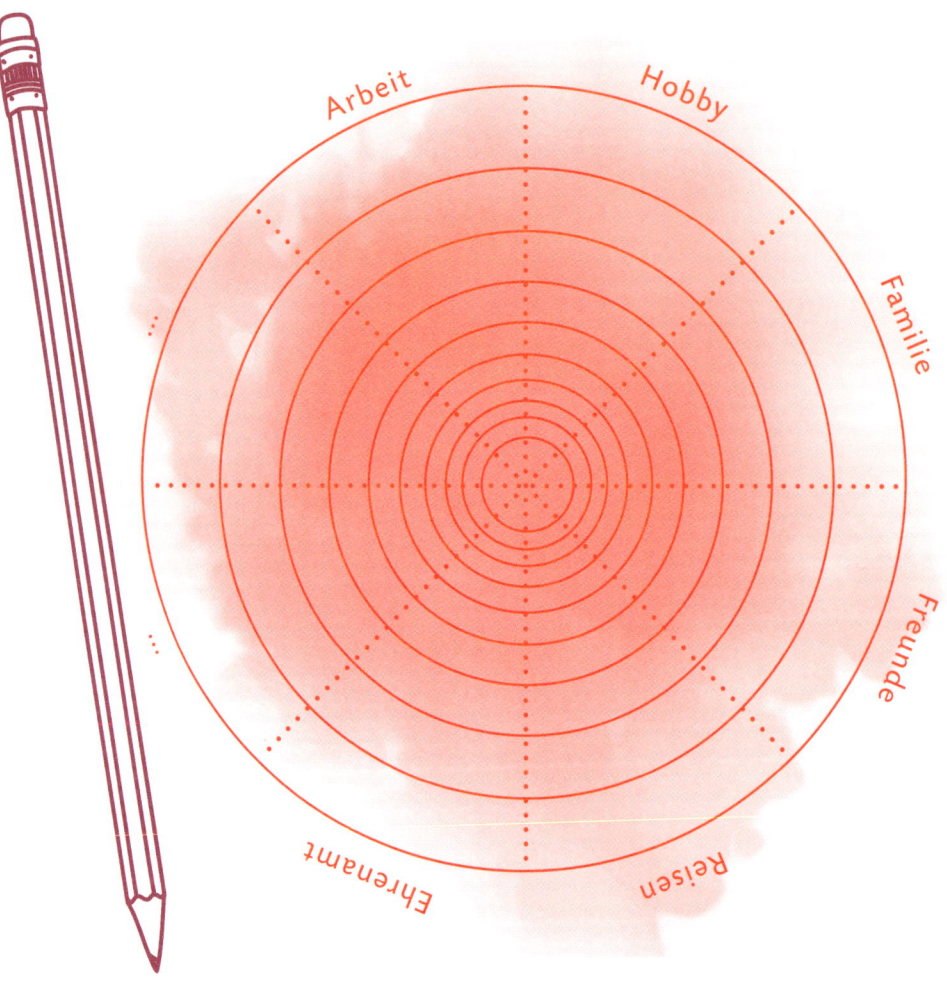

Schraffieren Sie das jeweilige Dreieck aus. Entscheiden Sie sich spontan, wie viel Zeit die jeweilige Aktivität in Ihrem Leben einnimmt.

Wunschzustand-Kuchen

So wünsche ich es mir

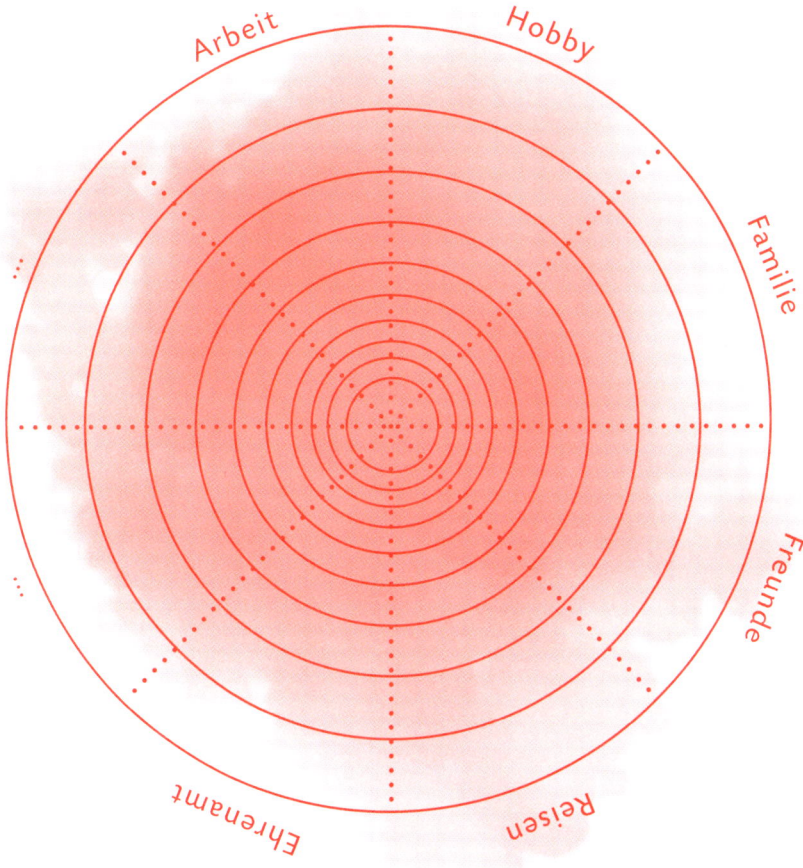

Schraffieren Sie wieder die jeweiligen Dreiecke und visualisieren Sie Ihren Wunschzustand.

Das hat mir gutgetan:

....

....

....

....

Zusammenfassung

Diese Einführung hat gezeigt: Kopfschmerz ist nicht gleich Kopfschmerz. Er kann selten, häufig oder regelmäßig auftreten, heftig oder einfach nur lästig sein und zahlreiche Begleiterscheinungen und Ursachen haben.

Die Einführung zeigt aber auch: Kopfschmerz hat unter Umständen sehr viel mit Ihrem Leben zu tun. Nicht nur, weil er den Alltag beeinträchtigt, sondern auch, weil in Ihrer Art zu leben ein großes Potenzial steckt, dem Kopfschmerz die rote Karte zu zeigen. In den nächsten Kapiteln werden wir uns mit fünf Bereichen genauer beschäftigen: Lebensstil, Bewegung, Selbsthilfestrategien, sanften Hilfen aus der Pflanzenheilkunde und Ernährung. Eine ganzheitliche Medizin bezieht diese Bereiche mit ein und stärkt damit Ihre Fähigkeit zur Selbsthilfe.

Dabei gilt freilich immer wieder eine eiserne Vorsichtsregel: Wenn Sie unsicher sind, wenn Ihre Kopfschmerzen Sie sehr belasten, wenn Ihnen irgendetwas an Ihren Kopfschmerzen Sorgen macht, gehen Sie bitte unbedingt zum Arzt, sprechen Sie mit ihm und lassen Sie die Ursachen abklären! Sie sollten niemals – auch nicht mit den Hilfen, die wir Ihnen in diesem Buch vorstellen – eine notwendige ärztliche Behandlung hinauszögern oder gar nicht angehen. Die Gefahr, dass eine Grunderkrankung nicht erkannt und damit natürlich auch nicht behandelt wird, ist einfach zu groß. Und so eine Grunderkrankung kann nur der Arzt erkennen.

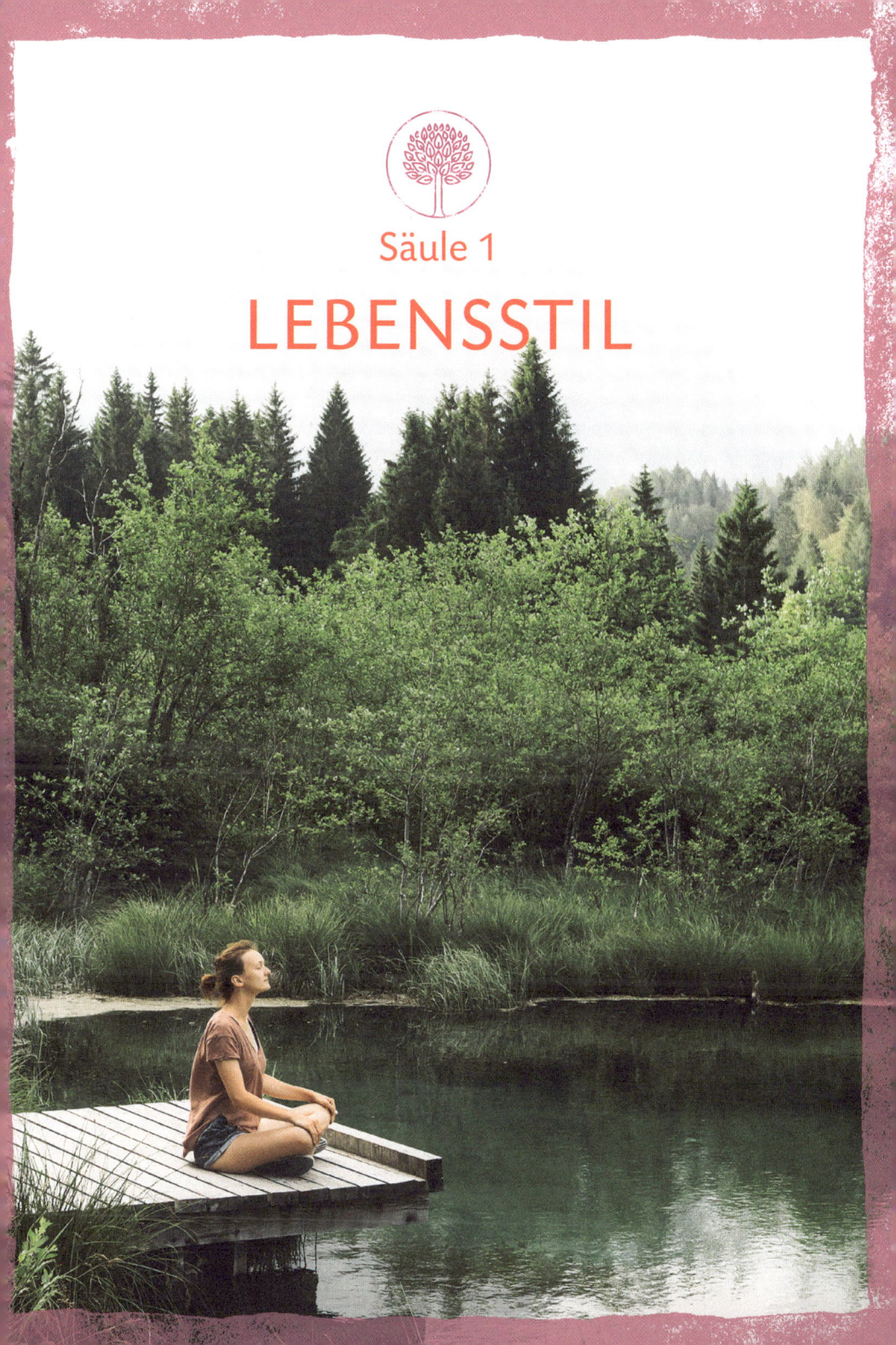

Säule 1

LEBENSSTIL

Umgang mit Stress und Anspannung

Was hat mein Kopfschmerz mit meinem Lebensstil zu tun? Unter Umständen sehr viel. Denn Kopfschmerzen werden häufig durch Stress und Anspannung ausgelöst.

Was biologisch im Stressgeschehen abläuft, ist gründlich erforscht. Studien zeigen außerdem, dass bei bis zu 80 Prozent aller gesundheitlichen Beeinträchtigungen die Ursachen im Stressbereich zu finden sind. Das gilt in hohem Maße auch für Kopfschmerzen. Häufig kommt es dann zu ungünstigen Wechselwirkungen, die einen Heilungsprozess be- oder sogar verhindern. Leicht nachvollziehbar ist dies am Beispiel des Schlafs: Wer gestresst ist, schläft schlechter und kann am nächsten Tag, weil er nicht ausgeschlafen ist, umso schlechter mit Stress umgehen.

Aber obwohl das Phänomen Stress bekannt ist, sind hilfreiche Gegenmittel, eine Anti-Stress-Medizin sozusagen, noch nicht selbstverständlicher Teil der Behandlungskonzepte. Auch unsere Patientinnen und Patienten tun sich teilweise anfangs schwer mit aktiver Entspannung. Die *Mind-Body-Medizin*, untermauert mit Erkenntnissen aus der *Psycho-Neuro-Endokrino-Immunologie*, kann diese Lücke schließen.

Was geschieht bei Stress?

Über ein Sinnesorgan, z. B. das Gehör, wird ein Stressauslöser im zentralen Nervensystem registriert. Sekundenbruchteile später, in denen eine Vorsortierung stattfindet in gefährlich/nicht gefährlich, geht »die Post ab«. Und zwar geschätzte fünfzig Mal am Tag! Zunächst wird die Nachricht an die Muskulatur geschickt mit der Folge, dass die Muskelspannung (*Muskeltonus*) sich erhöht. Eine erhöhte Muskelspannung führt automatisch zu mehr Zug und/oder Druck auf die Sehnen und die Gelenke. Neben der Wahrnehmung, dem Muskeltonus und der gedanklichen Bewertung (unbewusst und bewusst) erfolgt auch eine emotionale Reaktion, und das endokrine System (das System der Drüsen) kommt ins Spiel: *Adrenalin, Noradrenalin, Insulin, Glukagon,* dann auch *Corticoide* rauschen ins Blut, das Herz-Kreislauf-System fährt hoch, Arterien verengen sich, der Atem stockt bzw. geht schneller und flacher. Haut, Schleimhaut und innere Organe werden weniger gut durchblutet.

Warum? Weil das Blut mit seinem Sauerstoff und den Nährstoffen und Energiereserven jetzt in den großen Muskeln benötigt wird, nicht in der Körpermitte (Magen, Darm, Leber, Milz, Nieren …). Unsere uralte Programmierung sagt uns, es geht ums Überleben. Bei Stress geht es ums Kämpfen oder Fliehen. Das heißt: hauen (Arme) oder abhauen (Beine). Mit diesem uralten genetischen Diktat – die Abläufe finden quasi automatisch statt – sind wir ausgestattet. Im Ernstfall ermöglicht es herausragende Leistungen, mittels derer lebensrettendes Verhalten möglich gemacht wird. Und genau aus diesem Grund konzentriert sich die Blutzufuhr auf Arme und Beine.

Doch wie immer hat auch diese Medaille zwei Seiten. Die Stressreaktion ist nützlich im Akutfall, aber schädlich, wenn Stress mehr oder weniger zum Dauerzustand wird. Die Rede ist vom chronischen Stress, genauer gesagt: von der chronischen Stressreaktion. Diese kann im Alltag Befindlichkeitsstörungen bis hin zu ernsthaften Erkrankungen z. B. im Herz- und Kreislaufsystem bewirken: Der Organismus wird für Handlung/Aktion gerüstet. Kommt es aber gar nicht zu Kampf oder Flucht, was geschieht dann mit der bereitgestellten Energie, mit der erhöhten Muskelspannung und so weiter? In einer Art Daueranspannung schmoren wir im eigenen Saft. Das fühlt sich nicht gut an und wirkt sich auf Stimmung, Denken, körperliche Verfassung und Verhalten aus.

Da wir mit Rückkoppelungssystemen ausgestattet sind, setzt sich ein Negativ-Kreislauf in Gang. Über Monate oder gar Jahre sind die Muskeln ständig angespannt, sogar im Schlaf. Sie büßen ihre Geschmeidigkeit ein, die Leistungsfähigkeit nimmt ab, die Muskelhüllen (Faszien) verfilzen regelrecht, die Muskulatur verhärtet und verkürzt sich. Das kann sogar zu Muskelkrämpfen führen, beispielsweise zum nächtlichen Aufeinanderbeißen der Zähne. Neben der Zahn- bzw. Kiefergesundheit ist hierbei problematisch, dass sich die Spannung über den Kiefer hinaus auf den

Nacken und die Halswirbelsäule ausbreitet, durchaus auch über den Schultergürtel bis in die Arme hinein. Dies zeigt schon, wie wichtig Bewegung als Ventil ist, weil dadurch der ganze »Stresscocktail« abgebaut und Energie verbrannt werden kann. Aber eine heilsame Stressregulation braucht auch aktive Entspannung. Dann kann sich das gesamte System regenerieren.

Entspannung kann man lernen

Für Kopfschmerzen ist es charakteristisch, dass sie in einer Phase des Stressabfalls auftreten. Am Wochenende oder zu Beginn des wohlverdienten Urlaubs, wenn der Stress endlich nachlässt, sind plötzlich die quälenden Kopfschmerzen da. Der gute Rat, sich weniger zu verspannen bzw. sich zu entspannen, nützt da wenig. Denn wer Schmerzen hat, dem fällt es schwer, einen Zugang zur Entspannung zu finden.

Entspannung kann man aber lernen. Am besten erreichen Sie Ihr Ziel, wenn Sie in Situationen üben, in denen Sie keine Schmerzen haben. Dann geht es in der akuten Situation auf jeden Fall leichter.

Progressive Muskelentspannung

Eine Schwierigkeit ist, dass Menschen mit Dauerstress manchmal die Wahrnehmung für An- und Verspannung verloren geht. Sie wird überlagert vom alltäglichen Überlebensk(r)ampf. Man kann sich diese Fähigkeit aber zurückerobern, z. B. durch die *progressive Muskelentspannung* (PME). Auf den Homepages vieler Krankenkassen finden Sie kostenlose Downloads verschiedener Methoden. Probieren Sie einmal aus, was Ihnen liegt und womit Sie zurechtkommen.

Bei der PME geht es im Prinzip um Rückkopplungseffekte der Muskulatur auf das Spannungslevel, das sogenannte »Arousel« des zentralen Nervensystems. Dazu spannt man die Muskeln zunächst an und löst sie dann ganz bewusst.

Da sie am Körper ansetzt, ist die PME eine *Bottom-up*-Methode (von

»unten« = Muskeln nach »oben« = Gehirn). Für aktive Menschen ist die körperbetonte PME häufig die Methode der Wahl. Denn während der PME darf man ein kleines bisschen aktiv bleiben.

Wenn Sie zu diesen Menschen gehören, sollten Sie dennoch auch andere Entspannungsmethoden (z. B. autogenes Training, Meditation, Phantasiereisen) zumindest immer wieder einmal ausprobieren. Oft ist nämlich nach Überwindung anfänglicher kleiner Barrieren (sogenannte »blocs«/Blockierungen) der Nutzen umso größer. Weshalb das so ist, weiß man nicht genau. Möglicherweise tut sich besonders viel in Kopf und Körper, wenn man sein gewohntes Muster verlässt und sich dadurch weiterentwickelt.

Autogenes Training, Meditation und Phantasiereisen sind *Top-down*-Methoden, die vom Geist zum Körper führen. In jedem Fall ist Übung ein ganz wichtiger Faktor, also bitte nicht vorschnell aufgeben. Aus der Lernpsychologie weiß man, dass ein Erwachsener etwa vierzig Wiederholungen benötigt, bevor er sich etwas Neues angeeignet hat und aus einer Fähigkeit eine Fertigkeit wird. Vierzig Mal eine Entspannungsübung machen heißt bei einer Übungseinheit pro Tag ca. anderthalb Monate üben. Vorher können Sie eigentlich nicht wissen, ob Entspannung hilft. Lassen Sie Ihrem Kopf die Wahl. Wer durchhält, sodass die Übungen verinnerlicht werden, profitiert auf lange Sicht. Unsere Patientinnen und Patienten stellen oft schon nach zwei Wochen fleißigen Übens einen deutlichen Fortschritt fest.

Ausgleich finden

Welche Ausgleichsmöglichkeiten räumen Sie sich ein? Gehen Sie zum Yoga/Qi Gong/Tai-Chi, kochen Sie sich etwas Gutes, hören Sie Musik, nehmen Sie ein heißes Bad oder besuchen Sie die Sauna? Verabreden Sie sich mit einer guten Freundin oder führen Sie ein wohltuendes Telefongespräch? Gehen Sie (eventuell mit Hund) im Wald spazieren, beobachten Sie die Natur, machen Sie eine Entspannungsübung, lesen Sie, schreiben Sie Tagebuch, singen oder musizieren Sie?

....

....

....

Sie sehen schon, es gibt viele Möglichkeiten. Unterstreichen Sie Ihre Favoriten oder markieren Sie sie mit einem Textmarker und ergänzen Sie Ihre ganz individuelle Methode. Denken Sie dabei einmal über einen speziellen Punkt nach: die Ausgewogenheit und Vielfalt der Aktivitäten.

. . . .UND DARAUF SOLLTEN SIE ACHTEN. . . .
Setzen Sie sich nicht unter Druck! Stressbewältigung muss nicht perfekt sein. Es soll nicht darum gehen, neuen Stress aufzubauen. Fragen Sie sich immer wieder: »Tut mir das jetzt gut?« Oft ist es mehr unsere Haltung zu einer Sache, wie wir etwas tun, als was wir tun.

Wir sehen immer wieder Patienten und Patientinnen, die sich selbst mit einer Yogastunde so unter Druck setzen, dass es ihnen nach der Stunde schlechter geht als vorher. Überprüfen Sie daher immer mal wieder Ihre innere Messlatte und Ihre Anspruchshaltung. Wie realistisch ist sie? Muss das so sein?

Bestandsaufnahme

Arzt:

....

Ärztlicher Befund:

....

....

Letzter Untersuchungs-Termin:

....

Medikamente:

....

....

So geht es mir jetzt:

....

....

....

Was kennzeichnet Entspannung?
Woran erkenne ich einen entspannten Zustand?
- Ruhiger, gleichmäßiger Puls/Herzschlag
- Mittlere Blutdruckwerte/optimale Herzfrequenzvariabilität
- Ruhige, leicht vertiefte Atmung
- Gelöste Muskulatur/Muskelspannung sinkt
- Gefühl von Ausgeglichenheit/Ruhe/Gelassenheit
- Problemlösendes/kreatives Denken ist möglich

Meine ganz individuellen Anzeichen, wenn ich entspannt bin:

....

....

Was sind häufige/sehr häufige Stressfaktoren?
- Mein Beruf/Ehrenamt
- Mann/Frau/Kinder/Eltern/Schwiegereltern
- Mein Weg zur Arbeit
- Meine Ernährung
- Lärm
- Bewegungsmangel
- Die Nachbarn

Meine ganz individuellen Stressfaktoren sind:

....

....

Welche davon wären veränderbar?

....

....

Mache ich mir meinen Stress selbst?

Stressbewältigung hat immer auch eine mentale Ebene. Viele Patientinnen und Patienten nennen das »hausgemachter Stress«. Ja, Stress verschärft sich im Kopf, und viele Patienten kennen so etwas wie stressverschärfendes Denken und Empfinden. Auch hier können Sie ansetzen.

Zu welchen stressverschärfenden Gedanken neige ich? (Beispiel: »O nein, es wird wahrscheinliche noch schlimmer als beim letzten Mal, verdammter Mist!«)

....

....

Welche Reaktionen auf stressige Situationen / stressige Gedanken kennen Sie von sich?

Verhalten
Vermehrter Genussmittelkonsum, Herumschreien, Einschnappen

....

Körper
Bluthochdruck, Kopfdruck, Verdauungsbeschwerden

....

Gefühle
Traurig sein, weinen, Panik

....

Dos & Don'ts

Kennen Sie das »Gelassenheitsgebet?«

»Gott gebe mir die Kraft, Dinge zu ändern, die ich ändern kann, die Gelassenheit, die Dinge anzunehmen, die ich nicht ändern kann, und die Weisheit, das eine vom anderen zu unterscheiden.«

Verlangen Sie nicht von sich die Fähigkeit, einfach einen Schalter umzulegen. Ein bewussterer Umgang mit sich selbst und Ihrer Umwelt ist schon mal ein guter Anfang. Was es braucht, ist die Bereitschaft, Neues in Betracht zu ziehen, ohne sich damit bereits wieder neuen Druck zu schaffen.

Das will ich ausprobieren:

....

....

....

....

....

....

....

....

Schritt für Schritt

Vorher:
....
....
....

Nachher:
....
....
....

Mein Meilenstein

Was habe ich erreicht?

Kennen Sie Ihre Stress-Signale? Erkennen Sie sie frühzeitig? Kennen Sie Ihre ganz persönlichen Auslöser für Stress? Haben Sie nüchtern überlegt, welche Stressfaktoren Sie sich sparen können? An welchen können Sie etwas verändern? Mit welchen wollen Sie – so gut wie möglich – leben lernen? Haben Sie Ausgleichsmöglichkeiten »in petto«? Entwickeln Sie Verständnis für sich, entdecken Sie Selbstmitgefühl? (Nicht Selbstmitleid!)

Darauf will ich von jetzt an achten

Ein Gefühl für das rechte Maß entwickeln. Dabei hilft mir eine bewusste, achtsame Haltung. Statt unter Autopilot durch meinen Alltag zu rattern und mich bzw. meine Bedürfnisse dabei zu missachten, halte ich (kurz) inne und prüfe mit einer freundlichen Haltung mir selbst gegenüber, ob Körper, Seele und Geist nach bestem Wissen und Gewissen bekommen, was sie brauchen. Ich achte darauf, mich weder zu über- noch zu unterfordern. Seriöse Empfehlungen prüfe ich auf ihren Nutzen/ihre Verwendbarkeit für mich. Ich fasse mir ein Herz und überwinde kleinere Hemmungen bzw. Barrieren, wenn ich dadurch für mein Wohlergehen etwas Gutes erreichen kann.

Entlastung finden

Manchmal kommt man an die eigenen Grenzen, wenn z. B. ein NEIN auf bestimmte Anfragen einmal sehr wichtig wäre und doch nicht gelingt. Entlastung ganz ohne Konflikte wird selten möglich sein. Aber Sie brauchen ja nicht gleich eine Revolution zu starten. Schon kleine Veränderungen können sich positiv auf Ihr Befinden auswirken.

VIER WEGE ZUR STRESSBEWÄLTIGUNG

1. Stressauslöser verringern
   Delegieren von Aufgaben (auch wenn sie dann nicht ganz so perfekt erledigt werden). Sich Unterstützung holen, Hilfe annehmen lernen, klärende Gespräche usw.

2. Stresssituationen besser bewältigen
   Beobachtung der »inneren Antreiber«. Sind sie erst einmal erkannt, dann ist es möglich, Gegensätze zu (er)finden. Diese schwächen automatische Stressreaktionen ab.

3. Stressreaktionen ausgleichen
   Entspannung, Bewegung, gesunde Ernährung, ein Hobby, Zuwendung ... All dies stärkt Ihre Widerstandskraft. Die Reaktion auf Stress lässt sich verändern, sodass man zwar in Stress gerät, aber weniger stark darauf reagiert und schneller wieder herunterfährt.

4. Aktives Selbstmanagement
   Beim Selbstmanagement lautet die Frage nicht nur: »Welche Aufgaben muss ich schaffen?«, sondern auch: »Was ist mir wichtig und wie möchte ich mein Leben/meine Arbeit/meine Freizeit gestalten?« Was braucht es, um diese Ziele zu erreichen oder ihnen zumindest näherzurücken? Selbstmanagement umfasst auch Energiemanagement, also den bewussten Umgang mit »Energietankstellen« und »Energieräubern«.

Das hat mir gutgetan:

....

....

....

....

Zusammenfassung

Welche Entspannungsmethode Sie anwenden, ist nicht so wichtig. Wichtig ist, überhaupt zu beginnen, um Auszeiten für Körper und Seele zu bekommen. Die eine richtige Methode gibt es nicht, Ihre Wahl ist nicht zuletzt Typ- und Geschmackssache und verändert sich in verschiedenen Lebensphasen. Entscheidend ist, dass Sie die Initiative ergreifen, aktiv gegensteuern und nicht nur auf den nächsten Arzttermin warten. Raus aus der Hilf- und Hoffnungslosigkeit! Nehmen Sie sich wieder als Person wahr, nicht nur als Rolle mit bestimmten Funktionen. »*Öfter mal in sich gehen, um seltener außer sich zu geraten.*« Neben der Körperpflege sollte die Seelenpflege nicht zu kurz kommen.

Entscheidend ist die Balance im Leben, und die ist etwas sehr Individuelles. Kontakte und Zeit für sich, Beruf und Leistung, Gesundheit, Selbstverwirklichung … Ist es für Sie stimmig? Hier geht es auch um Werte, Lebensvisionen und Prioritäten. Welche Rollen nehme ich freiwillig ein, wozu lasse ich mich zwingen, und wo ist es ein (ehrlicher) Kompromiss? Wenn darüber Klarheit besteht, ist es leichter, ein »Prioritätenmanagement« zu verwirklichen. Oft wird dafür das sogenannte Eisenhower-Prinzip angewandt. Dabei unterscheidet man alles Anstehende nach Wichtigkeit und Dringlichkeit. Was muss sofort erledigt werden (wichtig und dringlich), was kann delegiert werden, was nicht, hat aber noch Zeit usw. Dadurch kommt mehr Übersicht und ein Gefühl von Kontrolle in die Angelegenheit.

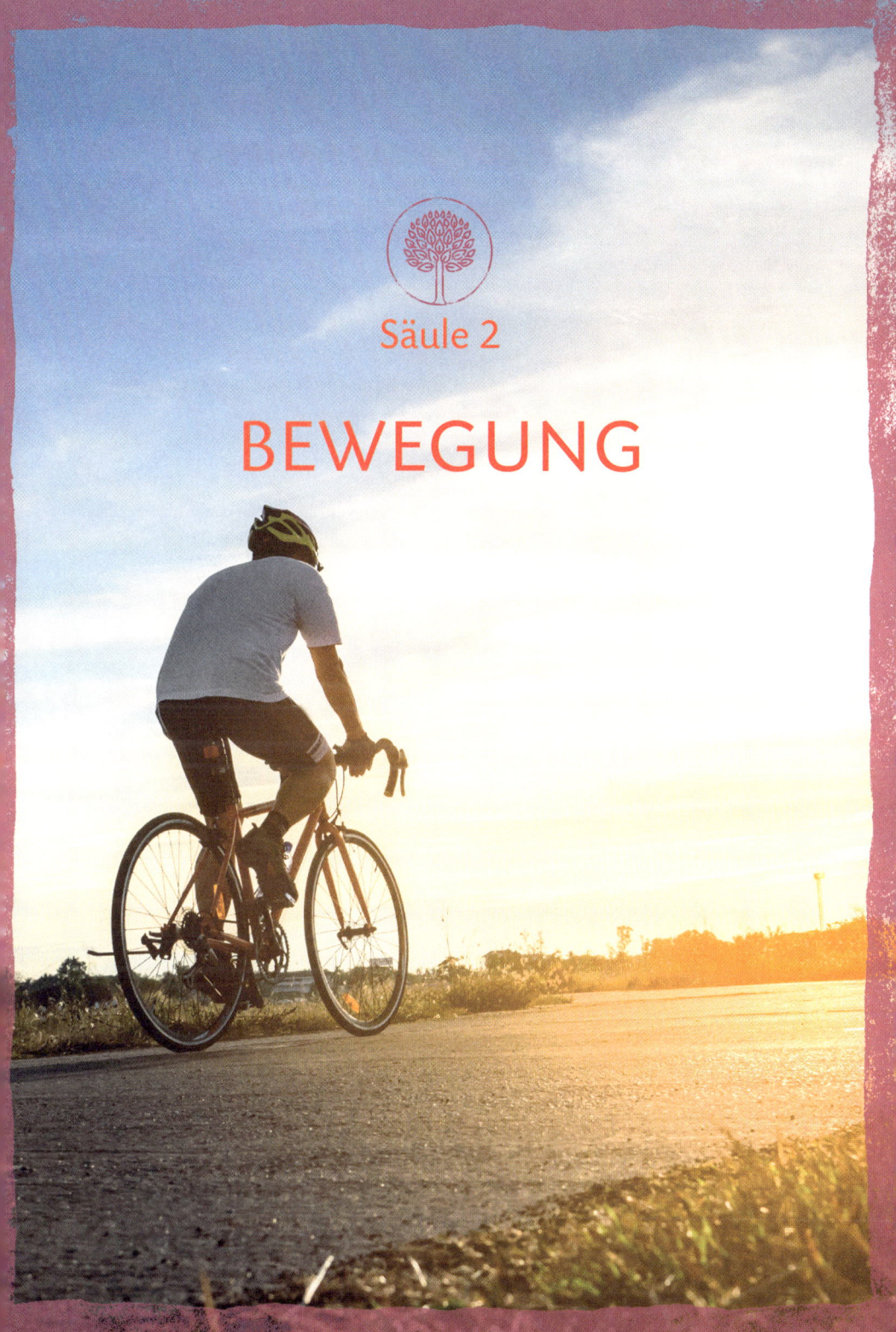

Wie viel Bewegung tut mir gut?

Was hat mein Kopfschmerz mit Bewegung zu tun? Nun, zunächst einmal ist Bewegung ein wichtiges Mittel zum Stressabbau. Zum anderen verhindert oder löst ein ausreichendes Maß an (schonender) Bewegung Muskelverspannungen, die Kopfschmerzen verursachen können.

Bewegungsmangel ist eine der anerkannten Ursachen für Migräne und insbesondere für chronische Kopfschmerzen. Da der menschliche Körper grundsätzlich für Bewegung konstruiert ist, ist ein Zuviel an Liegen, Sitzen und Stehen schädlich: Muskulatur, Gelenke, Sehnen, Bänder, Knochen ebenso wie die inneren Organe und der Stoffwechsel – alles leidet unter Bewegungsmangel. Auch die Geschmeidigkeit der Faszien, der Muskelhüllen, hängt von ausreichender Bewegung ab. Alle diese Faktoren wirken sich auch auf den Kopf mit seinen Gefäßen aus. Als ideal gilt eine Mischung aus Ausdauer- und Krafttraining, Koordinations- und Dehnungsübungen. Ob Sie letztlich Fahrrad fahren, Tai-Chi üben, rudern oder Yoga machen – oder Salsa tanzen –, ist nicht so wichtig. Entscheidend ist, dass Sie in Bewegung kommen bzw. bleiben. Da muss zunächst einmal überhaupt nichts perfekt sein, es darf einfach Spaß machen. Und es geht auch nicht um Leistungssport. Suchen Sie sich die Kombination, die Sie am meisten anspricht und die realisierbar ist. Durch regelmäßiges Üben reduzieren Sie Verspannungen sowie Schon- und Fehlhaltungen.

Zu Beginn kann es sinnvoll sein, sich anleiten zu lassen. Auch hier zählt weniger die spezifische Ausbildung der Anleitenden (z. B. Lehrer/-in oder Therapeut/-in für Alexandertechnik, Yoga oder Feldenkrais, Osteopathie oder Craniosacraltherapie, Rolfing) als vielmehr, dass Sie sich mit Ihrem Anliegen gut aufgehoben fühlen und dass »die Chemie stimmt«. Ziel sollte dabei immer sein, dass es Ihnen nach der Stunde besser geht als vorher.

Vielfältige Möglichkeiten

Wir haben sehr gute Erfahrungen mit Walking, Ergometer- und Crosstraining für die Ausdauer und mit Yoga und Qi Gong als sanfte und auch mal fordernde Gymnastik gemacht. Auch Schwimmen ist ein empfehlenswertes Ganzkörpertraining. Private Anbieter, Volkshochschulen, Familienbildungsstätten, Krankenkassen, Vereine vor Ort und last but not least die Stadt- und Landessportbünde sind als Anbieter auf dem Markt – da ist für jeden Geschmack etwas dabei. Oder steht bei Ihnen zu Hause ein Trainingsgerät, das Sie ergänzend nutzen können? Neben den etablierten Ergo- bzw. Crosstrainern und Steppern sind es immer häufiger auch Trampoline und Spezialgeräte. Damit könnten Sie ein Drittel (10 Minuten) Ihres täglichen Bewegungspensums bereits abdecken. Die offiziellen Empfehlungen besagen nämlich, es sollten *mindestens 30 Minuten* sein. Diese dürfen durchaus gesplittet werden, in 2-mal 15 oder 3-mal 10 Minuten. Weniger als 10 Minuten Training machen nicht mehr viel Sinn. Denn neben der Beweglichkeit, der Kraft und der Koordination soll ja auch die Kondition, die viel zitierte Fitness, profitieren. Einmal täglich ins Schwitzen kommen ermöglicht überdies auch Entgiftung über die Haut.

Nicht zu viel

Achten Sie darauf, dass Sie sich nicht zu viel zumuten und dass es Ihnen dabei wirklich gut geht. Ob Sie individuell oder in einer Gruppe trainieren, es wird für Ihr Wohlbefinden darauf ankommen, das richtige Maß zu finden. Dabei hilft Ihnen ein Protokoll, in das Sie Ihre Aktivitäten und Ihr Befinden eintragen (siehe Seite 45).

Pulsmessen ist eine gute und einfache objektive Methode, Belastung einzuschätzen. Tun Sie das gelegentlich, ohne sich zu sehr darauf zu fixieren. Ein gutes Maß lautet: 180 minus Lebensalter. Möglicherweise überrascht Sie das Ergebnis einer Pulsmessung – weniger ist manchmal wirklich mehr.

Sehr oft wird die Erfahrung gemacht, dass Bewegung bei leichtem Kopfschmerz hilft und der Schmerz nachlässt oder sogar ganz weggeht. Bei mittlerem bis starkem Schmerz sind andere Maßnahmen meist angebrachter. Möglicherweise steht dies in Zusammenhang mit der vertieften Atmung, die durch die Bewegung automatisch stattfindet.

Die Atembewegung

Eine Bewegung, die wir alle ständig durchführen, oft völlig unbewusst, ist die Atembewegung. Die Atmung begleitet uns vom ersten bis zum letzten Atemzug. Pro Atemzug nehmen wir etwa einen halben Liter Luft auf – bei einem Fassungsvermögen unserer Lunge von 4 bis 6 Litern. Ein knappes Drittel des Sauerstoffs geht direkt ins Gehirn. Unter Stress atmen viele verkrampft, füllen nur einen kleinen Teil ihrer Lunge mit frischer Luft. Mögliche Folge: Zu wenig Sauerstoff im Blut bewirkt Kopfschmerz. Beim Clusterkopfschmerz hat sich eine Sauerstofftherapie bewährt. Aber auch bei anderen Kopfschmerzarten lohnt sich ein Versuch, über vertiefte Atmung mehr Sauerstoff ins Gehirn fließen zu lassen. Überdies hilft bewusstes Atmen, die Aufmerksamkeit aus dem Kopf in den Bauch zu bringen, was den Kopf entlastet. Hier ein paar Atemübungen zum Ausprobieren.

Bauchatmung & Co.

Die *Bauchatmung* ist die ganz natürliche Atmung. Bei kleinen Kindern ist sie schön zu beobachten, Erwachsene haben sie leider oft verlernt. Sich mit der Bauchatmung wieder vertraut zu machen lohnt sich. Sie geht so: Mit der Einatmung den Bauch nach außen wölben und mit der Ausatmung wieder zurückziehen lassen. Mühelos, wie von selbst. Das Zwerchfell geht beim Einatmen nach unten. Dadurch erhalten die Lungen mehr Raum zur Aufnahme von Atemluft. Beim Ausatmen geht es wieder zurück, sodass eine rhythmische Auf-und-ab-Bewegung die inneren Organe sanft massiert. Anfangs ist es im Liegen am leichtesten. Legen Sie ein paar Minuten lang die Hände auf den Bauch und beobachten Sie einfach das Auf und Ab.

Flankenatmung erfahren und unterstützen Sie, indem Sie Ihre Hände auf die unteren Rippenbögen legen und beim Einatmen gegen die Hände bzw. in Richtung Hände atmen. Die Schultern bleiben entspannt.

Brustatmung erspüren Sie, indem Sie Ihre Hände auf den oberen Brustkorb, schräg unter das Schlüsselbein, legen und sich auf das Heben und Senken dieses Bereichs beim Atmen konzentrieren.

Unter *Vollatmung* versteht man die Verbindung von Bauch-, Flanken- und Brustatmung in einem Atemzug. Dabei lässt man die Luft in einer Wellenbewegung zuerst in den Bauch, dann in die Flanken und dann in die Brust einströmen und in umgekehrter Reihenfolge wieder ausströmen. So verschaffen Sie sich Luft!

Auch die sogenannte *Wechselatmung* aus dem Yoga und bestimmte Atemübungen aus dem Qi Gong können Ihnen helfen, wieder bewusster und vor allem tiefer zu atmen.

Alle diese Atemübungen sind, so wenig anstrengend sie Ihnen vorkommen mögen, ein echtes Körpertraining. Bewegung fängt mit dem Atmen an. Lassen Sie sich inspirieren und probieren Sie verschiedene Atemübungen aus. Auch hierfür sind die Krankenkassen sprudelnde Quellen. Fragen Sie nach oder schauen Sie auf deren Homepages. Und noch ein Tipp: Im Fernsehen gibt es seit vielen Jahren die Reihe »Tele-Gym«, ein echtes Kleinod mit einer Dauer von jeweils 15 Minuten. Dort werden auch Atemübungen vorgestellt. Es lohnt sich, dort mitzumachen.

Richtig atmen

Noch eine kleine Übungsaufgabe zum Thema Atem und Bewegung, die ihre Wirkung entfalten wird, wenn Sie sich nur ein paar Tage daran halten: Nehmen Sie jede Stunde einen schönen, tiefen Atemzug. Und wenn Sie dazu neigen, es zu vergessen, stellen Sie sich einen Wecker oder richten sich eine Erinnerungsfunktion im Computer oder Handy ein.

Sie können es sich (vielleicht im Büro) auch zur Gewohnheit machen, jedes Mal erst einen richtig schönen, tiefen Atemzug zu nehmen, wenn das Telefon klingelt. Oder wenn Sie durch eine Tür gehen. Oder … Suchen Sie sich irgendeine Tätigkeit, die Sie regelmäßig durchführen, und verbinden Sie sie mit dem bewussten Atmen. Die Wirkung ist verblüffend.

. . . .UND DARAUF SOLLTEN SIE ACHTEN. . . .

Sauerstoff ist Nahrung für Ihre Zellen. Mit jedem Atemzug schicken Sie diesen wichtigen Nährstoff durch Ihren ganzen Körper. Aber tiefes Atmen tut auch der Seele gut, baut Stress ab und lässt uns wieder zu uns selbst kommen. Das geht am besten dort, wo die Luft frisch und sauber ist: in der Natur. Versuchen Sie deshalb, jeden Tag für eine Weile ins Grüne zu gehen. Vielleicht können Sie Ihre Mittagspause mit einem Spaziergang durch einen Park verbinden? Atmen Sie beim Gehen ganz bewusst ein uns aus – so wird Ihre Pause fast zu einem kleinen Urlaub. Ihr Kopf wird es Ihnen danken.

Bestandsaufnahme

Hobbys:

....

....

Freizeitaktivitäten:

....

....

Damit kann ich entspannen:

....

....

So geht es mir jetzt:

....

....

....

....

Dos & Don'ts

Überforderung gilt es ebenso wie Unterforderung zu vermeiden. Bewegung im Alltag zählt ebenso wie Bewegung im Sportdress. Notieren Sie Ihre Bewegungseinheiten im Kalender, so wird Ihnen deutlicher, ob Sie ausreichend »am Ball« sind. Sie kennen die Orientierungsmarke Minutenherzfrequenz 180 minus Lebensalter. Daran können Sie sich während jeder Bewegungseinheit orientieren.

Bei großer Hitze sowie Kälte besser eine »ruhige Kugel schieben«! An heißen Sommertagen die Bewegungseinheiten lieber nach drinnen verlegen oder auf den kühleren Morgen und Abend. An kalten Wintertagen mit unter −5 °C ist es ebenfalls besser, drinnen zu trainieren. Im Übrigen: Einfach mal nichts tun ist auch in Ordnung. Falsch verstandener Ehrgeiz kann mehr schaden als nützen. Dass Sie sich schonen, wenn Sie einen Infekt ausbrüten bzw. anschließend auskurieren, sollte selbstverständlich sein.

Das will ich ausprobieren:

....

....

....

....

....

....

Schritt für Schritt

Vorher:
....
....
....

Nachher:
....
....
....

Mein Meilenstein

Was habe ich erreicht?

Bewege ich mich mehr – täglich 10, 20 oder 30 Minuten? Welche Möglichkeiten nutze ich, den ganz normalen Alltag bewegter zu gestalten? Gerate ich einmal täglich durch Bewegung ins Schwitzen? Habe ich schon entdeckt, wie gut es tut, ein Ventil zu nutzen, statt im eigenen Saft zu schmoren? Atme ich bewusster?

○ ○ ○ ○ ○ ○ ○ ○ ○ ○

In Bewegung kommen/bleiben

Sportliche Aktivität:

....

....

Trainingstag ankreuzen:

◯ So ◯ Mo ◯ Di ◯ Mi ◯ Do ◯ Fr ◯ Sa

Zeitplan in Minuten:

....

Puls beim ersten Training/Puls beim fünften Training:

....

....

Was kann ich verbessern?

....

....

....

Bewegungsprotokoll

Montag

Bewegungsprogramm   Dauer

Anstrengung (1–5)   So ging es mir danach

Dienstag

Bewegungsprogramm   Dauer

Anstrengung (1–5)   So ging es mir danach

Mittwoch

Bewegungsprogramm   Dauer

Anstrengung (1–5)   So ging es mir danach

Donnerstag

Bewegungsprogramm   Dauer

Anstrengung (1–5)   So ging es mir danach

Freitag

Bewegungsprogramm   Dauer

Anstrengung (1–5)   So ging es mir danach

Samstag

Bewegungsprogramm   Dauer

Anstrengung (1–5)   So ging es mir danach

Sonntag

Bewegungsprogramm   Dauer

Anstrengung (1–5)   So ging es mir danach

5 kleine Übungen für den Alltag

Um einen Einstieg zu finden, bieten wir Ihnen fünf kleine Übungen für den Alltag an. Ob Sie eine, mehrere oder alle übernehmen, entscheiden Sie, nachdem Sie sie ein paar Mal ausprobiert haben.

1 Schlittschuhlauf auf der Stelle. Denken Sie an die Eisschnellläufer bei den Olympischen Winterspielen – da bewegt man sich schon beim Zusehen unwillkürlich mit. Diese Übung aktiviert und mobilisiert und ist gleichzeitig gut für die Arme-Beine-Koordination.

2 Im Stand das Kinn Richtung Brustbein sinken lassen. Den Nacken lang machen. Die Vorwärtsneigung in eine Rumpfbeuge nach vorn weiterführen. Alles locker lassen: die Finger, die Hände, die Arme, den Kopf, das Gesicht!

3 Im hüftbreiten Stand beide Arme seitwärts auf Schulterhöhe strecken; der eine zeigt mit dem Daumen nach oben, der andere nach unten. Beginn mit Blick auf die Hand mit Daumen nach unten. Mit der Wendung des Kopfes zur anderen Seite auch die Hände wenden. Löst die Nackenmuskulatur. Ganz langsam 5- bis 10-mal jede Seite.

4 Im Sitzen (Stuhl mit Armlehnen) den Oberkörper zu einer Seite drehen, sodass Sie mit beiden Händen eine Armlehne greifen können. Bewusst die Seite wechseln. Eventuell mit der Atmung koordinieren (einatmen während des Drehens, ausatmen, während die Hände die Lehne packen). 5- bis 10-mal jede Seite.

5 Im Sitzen oder Stehen die Hände mit den Fingerspitzen auf die Schultern legen. Die Schultern achtsam kreisen. 10-mal rückwärts, 5-mal vorwärts. Lockert die Schulterpartie, verbessert die Durchblutung.

Nicht übertreiben, nicht faul werden

Denken Sie bei jeder Art von sportlicher Betätigung daran, dass Sie gerade so viel machen, wie Ihnen guttut. Nicht mehr, aber auch nicht weniger. Unser innerer Schweinehund ist stärker, als wir normalerweise denken, und findet immer neue Ausreden. Achten Sie auf das richtige Maß und suchen Sie sich Komplizen. Dann bleiben Sie leichter am Ball.

VIER FAKTEN FÜR EIN PLUS AN BEWEGUNG

1. Auch beim Sport gilt: Sie sollten sich eine Chance geben. Wenn Ihnen eine Bewegungsart nicht auf Anhieb zusagt, bleiben Sie trotzdem ein paar Tage dabei. Vielleicht entwickelt sich aus der anfänglichen Abneigung eine ganz besondere Liebe.

2. Aber denken Sie gleichzeitig daran: Wenn Ihnen eine sportliche Betätigung Schmerzen bereitet, hören Sie damit auf. Nichts gegen einen schönen Muskelkater am nächsten Tag, vor allem, wenn Sie länger nichts getan haben. Aber echter Schmerz bei der Bewegung ist ein ernst zu nehmendes Warnsignal.

3. Wenn Sie unter Bluthochdruck, Herz-Kreislauf-Beschwerden oder anderen Grunderkrankungen leiden, sprechen Sie mit Ihrem Arzt, bevor Sie mit einer Sportart beginnen. Es könnte sein, dass er Ihnen abrät oder eine schonendere Variante empfiehlt. Hören Sie darauf!

4. Jede und jeder kann sich bewegen. Auch Aktivitäten, die wir nicht recht ernst nehmen, können zu mehr Bewegung beitragen. Ein strammer Spaziergang ist schon sehr viel. Oder fangen Sie doch an, öfter einmal die Treppe zu benutzen statt den Aufzug.

Das hat mir gutgetan:

....

....

....

....

....

Zusammenfassung

Wir hoffen, das Grundthema ist deutlich geworden. Gute, schonende Bewegung im richtigen Maß ist ein wichtiges Hilfsmittel im Kampf gegen den Kopfschmerz. Sie hilft Stress abbauen, lockert die Muskeln, versorgt den Körper und das Gehirn mit mehr Sauerstoff und Energie und macht nebenbei auch noch Spaß. Für jede und jeden ist etwas dabei, in jeder Jahreszeit und bei jedem Wetter lässt sich die ideale Bewegung finden.

Eine gute Gelegenheit, sich mehr zu bewegen, ist übrigens der Urlaub. Wandern, Spazierengehen, Schwimmen und Radfahren im Sommer, Skifahren, Winterwandern, Schneeschuhgehen oder Langlauf im Winter – fangen Sie (wieder) an, besuchen Sie einen Kurs oder eine Gruppe, wenn Sie Lust dazu haben, genießen Sie den Aufenthalt an der frischen Luft und das Naturerlebnis. All das ist Erholung pur und tut Ihrem Kopf gut.

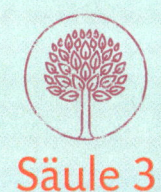

Säule 3

SELBSTHILFE DURCH HYDROTHERAPIE

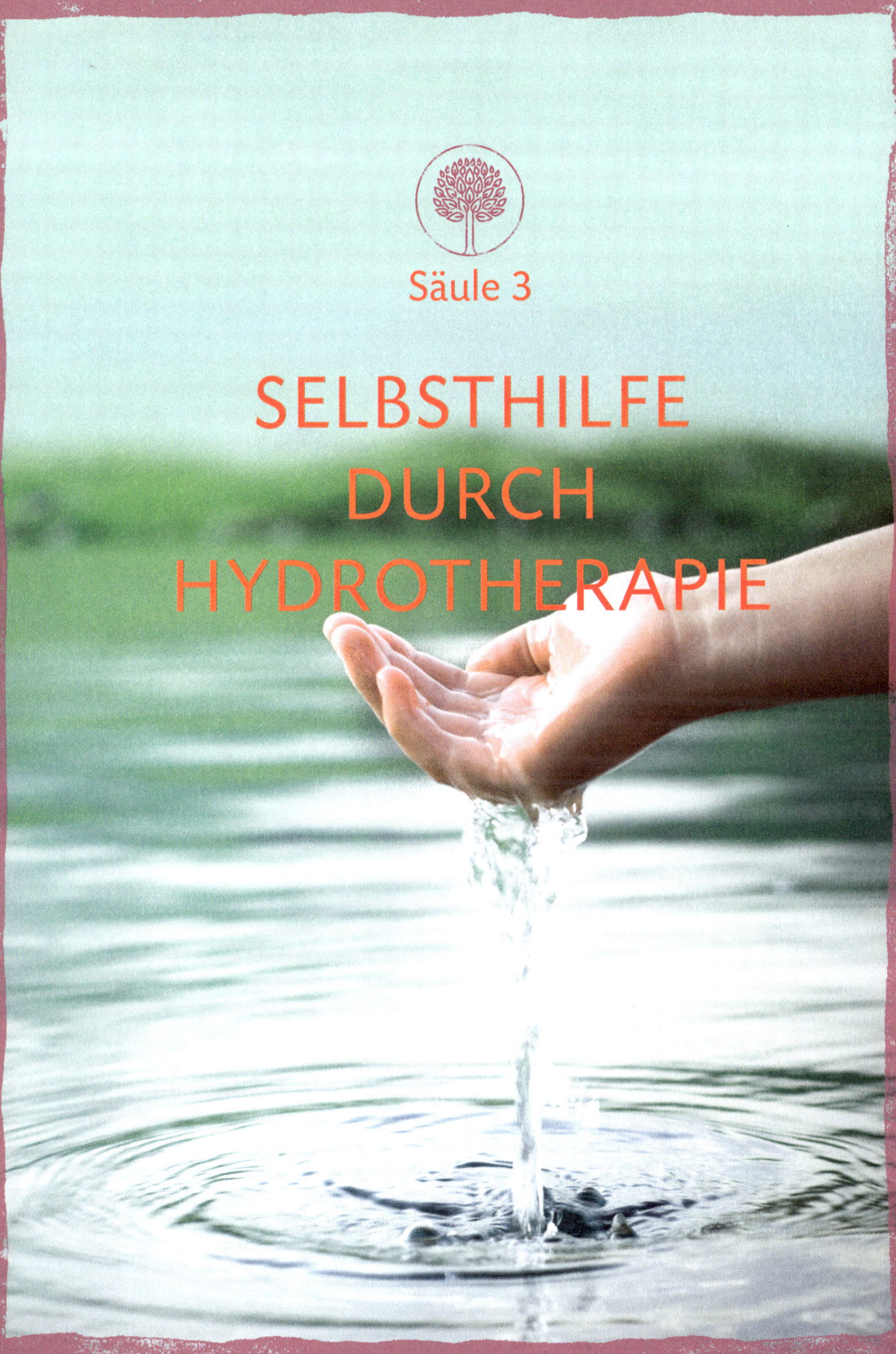

Welche Therapieformen können mir helfen?

Mit dieser Frage kommen viele Patientinnen und Patienten zu ihrem Arzt. Viele informieren sich auch im Internet – mit durchaus wechselndem Erfolg, denn dort ist bei Weitem nicht alles Gold, was glänzt. Wir stellen Ihnen hier einige bewährte Strategien zur Hilfe und Selbsthilfe vor.

Patienten – und ganz besonders Schmerzpatienten – fühlen sich manchmal hilflos ihren Schmerzen ausgeliefert. Deshalb ist es wichtig, dass sie möglichst effektive Selbsthilfestrategien kennenlernen und entwickeln, um bei Bedarf eigenkompetent etwas gegen ihre Beschwerden unternehmen zu können. Erlernte Hilflosigkeit oder die Abhängigkeit von Therapeuten und Medikamenten hat einen negativen Einfluss auf die Krankheitsverarbeitung.

Eine gute Möglichkeit bietet hierbei die Kneipp'sche Hydrotherapie, also Wasseranwendungen der verschiedensten Art. Wissenschaftlich ist die Kneipptherapie in ihrer Wirkung auf Kopfschmerzen noch nicht abschließend untersucht, es gibt jedoch zahlreiche Hinweise, dass sich regelmäßige Kneippanwendungen ausgleichend auf das vegetative Nervensystem auswirken und so dafür sorgen, dass eine erhöhte Stressresistenz auch in Bezug auf Schmerzen eintritt.

Die Kneipp'schen Wasseranwendungen sind tief in der Volks- und Naturmedizin verankert und stehen jedem zur Verfügung. Man muss sich nur die Zeit nehmen, sie regelmäßig durchzuführen, und dabei ein paar wichtige Regeln beachten.

Die Hydrotherapie nach Kneipp umfasst über hundert verschiedene Wasseranwendungen. Durch diese große Variationsbreite bietet sich die Möglichkeit, die Anwendungen individuell an den Zustand des Patienten anzupassen. Die Möglichkeiten reichen von kleinsten Reizen wie einfachen Waschungen von Armen oder Beinen bis hin zu starken Belastungen wie dem Blitzguss-Massagebad.

Man beginnt mit kleineren Maßnahmen und steigert die Reize allmählich. Starke Reize sollten in den Vormittagsstunden durchgeführt werden, früh und abends setzt man schwächere Reize.

DIE WICHTIGSTEN REGELN FÜR KNEIPPANWENDUNGEN

+ Beginn am krankheitsfernen Ort, Nutzung der sogenannten konsensuellen (im Gesamtorganismus gleichermaßen wirkenden) Reaktion.
+ Keine kalten Anwendungen an kalten Körperteilen.
+ Reize je nach Reaktionslage langsam steigern. Empfindliche Patienten beginnen mit warmen Anwendungen, gehen dann zu wechselwarmen und erst allmählich zu kalten Reizen über.
+ Die Thermoregulation des Menschen folgt über den Tag einer bestimmten Rhythmik. Die Erwärmungsphase erfolgt ca. von 3 bis 15 Uhr, die Abkühlungsphase von 15 bis 3 Uhr. Eine besonders starke Reaktion erhält man, wenn man entgegen diesem Rhythmus morgens kalte oder nachmittags warme Reize verabreicht. Bei vegetativ instabilen, nervösen Menschen würde man dies erst im weiteren Verlauf der Therapie empfehlen, wenn sich schon ein gewisser Gewöhnungs- und Trainingseffekt eingestellt hat.
+ Es kann eine sogenannte reaktive Phase = »Kurkrise« auftreten. Diese ist oft nach zwei Wochen als Ausdruck einer Umstimmung des Organismus zu beobachten und verschwindet nach drei Wochen wieder.
+ Nach den jeweiligen Anwendungen sollte eine Rötung der Haut auftreten. Diese wird in der Kneipptherapie als »Reaktion« bezeichnet und als Indiz für eine gute Wirkung gewertet.
+ Kneippanwendungen nicht unmittelbar nach Mahlzeiten durchführen.
+ Kneipp'sche Reize sind sehr gut mit aktiver Bewegungstherapie kombinierbar.
+ Eine Faustregel besagt, dass immer dann, wenn die Nasenatmung nicht mehr ausreicht, man also die Mundatmung zu Hilfe nehmen muss, eine Pause gemacht werden sollte, um eine Überlastung des Organismus zu vermeiden.

Kneipp für zu Hause

Kneippanwendungen können Sie wunderbar auch ohne große ärztliche Betreuung zu Hause durchführen. Sie brauchen dafür nur warmes, wechselwarmes oder kaltes Wasser, das aus einer Kanne oder mit weichem Strahl aus einem Schlauch gegossen wird. Der Strahl der Dusche ist in der Regel zu scharf, aber wenn Sie den Duschkopf abschrauben, können Sie Kneippanwendungen gut in der Dusche oder Badewanne durchführen. Im Fachhandel oder online erhalten Sie auch einen speziellen Auslauf für Kneippanwendungen, den Sie statt des Duschkopfs aufschrauben können. Vier einfache Kneippanwendungen finden Sie ab Seite 54.

. . . .UND DARAUF SOLLTEN SIE ACHTEN. . . .
Gerade Kopfschmerzpatienten sollten sich bei Kneippanwendungen (und auch sonst!) an eine uralte goldene Regel halten:
Den Kopf halt kühl, die Füße warm,
das macht den besten Doktor arm.

Bei kalten Füßen also Start mit warmen, wechselwarmen und später je nach Reaktionslage kalten Kniegüssen. Sie können mit kalten Gesichtsgüssen kombiniert werden. Später kann noch ein kalter Brust- oder Leibwickel dazukommen.

Und noch ein »Erste-Hilfe-Tipp« für die Akutphase, in der sich eine Kopfschmerzattacke ankündigt: Probieren Sie einmal, den Kopfschmerz mit einem ansteigenden Fußbad »auszubremsen«. Das heißt, Sie beginnen das Fußbad mit handwarmem Wasser und gießen immer wieder heißes Wasser dazu, bis Sie die Wassertemperatur gerade noch aushalten. Ein Zusatz aus Senfmehl fördert die Wirkung, weil das Senfmehl die Durchblutung der Haut steigert. In manchen Fällen kann eine Kopfschmerzattacke so abgemildert oder sogar ganz abgefangen werden.

Bestandsaufnahme

Anwendungen:

....

....

Reaktion von Körper und Haut:

....

....

Wie geht es weiter?

....

....

....

....

So geht es mir jetzt:

....

....

....

Der Knieguss

Sie stehen den ganzen Tag, haben Kopfschmerzen und am Abend auch noch Probleme beim Einschlafen? Testen Sie den Knieguss. Er ist ein umstimmendes Verfahren, das beruhigend wirkt und Sie dem Schlaf näherbringt.

Was bewirkt der Knieguss?

+ hilft gegen Kopfschmerzen
+ stärkt die Abwehrkräfte und Beckenorgane
+ fördert die Durchblutung der Haut und der Muskeln
+ Gefäßtraining für die Venen
+ hilft bei überlasteten, schmerzenden Füßen
+ wirkt gegen chronisch kalte Füße
+ senkt den Blutdruck
+ hat eine ableitende Wirkung auf die inneren Organe
+ wirkt als Beruhigungs- und Einschlafhilfe

Anleitung

+ Führen Sie den Knieguss mit bekleidetem Oberkörper aus.
+ Wenden Sie ihn nur bei warmen Füßen an. Kalte Füße sollten Sie erst anwärmen, beispielsweise durch ein ansteigendes Fußbad.
+ Der Knieguss kann als Kalt- und für weniger trainierte Anwender auch als Wechselanwendung durchgeführt werden: Beim kalten Guss liegt die Wassertemperatur zwischen 10 und 14 °C. Beim Wechselguss beginnen Sie mit rund 38 °C warmem Wasser und wiederholen nach der Behandlung beider Beine den gleichen Bewegungsablauf mit einem kalten Wasserstrahl. Beenden Sie den Wechselguss immer mit der Kaltphase.
+ Der Bewegungsablauf des Kniegusses beginnt mit der Rückseite des rechten Beines: Ausgehend vom kleinen Zeh, führen Sie den Wasser-

strahl über die Wade bis zur Kniekehle. Verweilen Sie dort rund 5 Sekunden in kreisenden Bewegungen. Anschließend lassen Sie den Wasserstrahl über die Innenseite des Unterschenkels bis zur Ferse wandern. Wiederholen Sie den Ablauf nun am linken Bein.
+ Weiter geht es mit der Vorderseite des rechten Beines. Beginnen Sie wieder am kleinen Zeh und führen Sie den Wasserstrahl über die Außenseite des Unterschenkels zum Knie. Verweilen Sie dort kurz in kreisenden Bewegungen, bevor Sie mit dem Schlauch an der Beininnenseite abwärts fahren.
+ Zum Schluss die rechte und die linke Fußsohle abgießen. Beim Wechselguss sind die Fußsohlen nach der letzten Kaltanwendung an der Reihe.
+ Sorgen Sie danach für eine Wiedererwärmung des Körpers, zum Beispiel durch Wollstrümpfe und schnelles Gehen.
+ Eine helle Hautrötung nach der Anwendung ist völlig normal. Verfärbt sich die Haut bläulich, hat der Guss zu lange gedauert.
+ Menschen mit akuten Nieren- und Blasenproblemen sollten die Anwendung nicht durchführen.
+ Wer mit dem Knieguss zusätzlich das Einschlafen unterstützen möchte, sollte das Wasser nur abstreifen und dann direkt mit nassen Beinen ins Bett gehen.

Das Fußbad mit Senfmehl

Ein wirksames Mittel gegen viele Alltagsbeschwerden ist ein warmes Fußbad, zumal wenn Sie dem Wasser schwarzes Senfmehl zusetzen.

Was bewirkt das Fußbad?

+ wirkt gegen Kopfschmerzen
+ erwärmt kalte Füße
+ hilft bei Einschlafstörungen
+ kann eine beginnende Erkältung aufhalten

Anleitung

+ Füllen Sie eine Fußbadewanne mit ca. 37 °C warmem Wasser und geben Sie 1 bis 6 Esslöffel Senfmehl hinzu (die Menge sollten Sie von Anwendung zu Anwendung langsam steigern, der Reiz des Senfmehls ist relativ stark). Das Wasser sollte bis zur Mitte der Wade reichen. Stellen Sie die Füße für 5 bis 20 Minuten oder bis Sie ein Brennen verspüren, in die Wanne.
+ Spülen Sie Ihre Füße nach dem Fußbad gründlich ab, um Hautreizungen zu vermeiden. Anschließend gut abtrocknen und mit Lavendelöl oder Olivenöl einreiben.

Vorsicht: Eine zu intensive Anwendung kann zu Verbrennungen und Blasenbildung führen! Kontakt der Augen und Schleimhäute mit dem Senfmehl vermeiden. Bei offenen Wunden an den Füßen sollten Sie das Fußbad nicht durchführen. In seltenen Fällen können Hautreizungen durch das Senfmehl auftreten. Das Fußbad sollte dann nicht mehr durchgeführt werden. Bei Krampfadern im Unterschenkelbereich die Füße lediglich bis Knöchelhöhe baden.

Der kalte Brustwickel

Vor allem bei Erkrankungen der Atemwege ist der kalte Brustwickel ein bewährtes Mittel. Er wirkt aber auch entspannend und erwärmend und kann auf diese Weise gegen Kopfschmerzen helfen.

Was bewirkt der Brustwickel?

+ entzündungshemmend
+ fiebersenkend
+ schmerzlindernd

Material

1 Leinentuch nass (40 × 190 cm)
1 Baumwolltuch (50 × 190 cm)
1 Wolltuch (45 × 90 cm)

Anleitung

+ Das Leinentuch in kaltes Wasser tauchen und danach leicht auswringen. Die Tücher faltenlos straff um die Brust wickeln (Achselhöhle bis unterster Rippenbogen). Reihenfolge beachten:
    + Auf der Haut: das Leinentuch
    + Darüber: das Baumwolltuch
    + Darüber: das Wolltuch

Liegedauer: bis gute Durchwärmung eingetreten ist (ca. 45 bis 75 Minuten). Nach der Anwendung sollte man für weitere 30 Minuten ruhen.

Der Gesichtsguss

Der Gesichtsguss wird auch »Schönheitsguss« genannt, weil er eine erfrischende, straffende und damit auch hautverjüngende Wirkung hat. Darüber hinaus wirkt er reflektorisch auf die Stirn-, Kiefer- und Nasennebenhöhlen. Dazu wird ein kalter, nicht zu scharfer Wasserstrahl in kreisenden Bewegungen durch das Gesicht geführt. Dabei nicht die Luft anhalten, sondern ruhig weiteratmen. Vorsicht gilt bei Gesichtsschmerzen, z. B. Trigeminusneuralgien, denn hier kann der starke Reiz auch eine Schmerzverstärkung auslösen.

Dos & Don'ts

Den wichtigsten Rat zum Thema Kneippanwendungen kann man gar nicht oft genug wiederholen: Kaltwasseranwendungen sollen immer nur am warmen Körperteil durchgeführt werden. Kalte Füße müssen also erst aufgewärmt werden, bevor man beispielsweise einen kalten Kniegluss macht. Ein weiterer wichtiger Tipp betrifft die Dauer der Kneippanwendung: Hören Sie unbedingt auf, wenn die Anwendung sich sehr unangenehm anfühlt. Konkret heißt das: Ein ansteigendes Fußbad endet, wenn das Wasser als wirklich heiß empfunden wird. Eine Anwendung mit kaltem Wasser muss enden, wenn ein sogenannter Kälteschmerz einsetzt. Die Faustregel lautet: Es soll ein kräftiger Reiz entstehen, aber kein Schmerz.

Meine ganz persönlichen Tipps

....
....
....
....
....
....
....

Schritt für Schritt

Vorher:

....

....

....

Nachher:

....

....

....

Mein Meilenstein

Was habe ich erreicht?

Gibt es Möglichkeiten, wie Sie sich schnell und wirksam selbst helfen können, wenn eine Kopfschmerzattacke droht oder bereits im Gange ist? Welche Maßnahmen können Sie treffen, statt sofort zur Schmerztablette zu greifen? Gibt es auch vorbeugende Anwendungen (Kneippanwendungen oder andere Methoden), die Sie routinemäßig in Ihren Alltag einbauen können? Können Sie sich mit anderen Menschen zusammentun, um solche Routinen leichter zu entwickeln und vor allem am Ball zu bleiben?

Wasser ist Leben

Darauf achte ich:

Zwei weitere Methoden zur Selbsthilfe

Die sogenannten schleimhautregulativen Maßnahmen nach Paul Vogler sind mit den Kneippanwendungen verwandt. Sie wurden zur Gesundheitsvorsorge entwickelt, aber auch zur Behandlung von

+ **chronischen Nasen-** und Nasennebenhöhlen-, Rachen- und Mandelentzündungen
+ **akuten Erkältungssymptomen**, v. a. der oberen Atemwege
+ **allergischen Reaktionen** wie Heuschnupfen und Asthma bronchiale
+ **allen chronischen** Prozessen im Kopfbereich, wie z. B. Kopfschmerzen

Folgende Maßnahmen wenden Sie täglich, am besten morgens direkt nach dem Aufstehen, an:

Das Ölziehen

Man nehme einen Esslöffel geschmacksneutrales Öl (z. B. Sesamöl oder Sonnenblumenöl) und bewege es im Mund so lange hin und her (und ziehe es durch die Zähne), bis es schaumig wird. Dann wird es ausgespuckt. Anschließend sollte das Zähneputzen erfolgen, um die fettlöslichen Schadstoffe und Bakterien des Mundraums zu entfernen.

Darauf folgt das gründliche, möglichst tiefe Gurgeln und im Anschluss daran das Zungenbürsten mit der Zahnbürste oder mithilfe eines Zungenschabers. So werden mögliche Beläge entfernt und ein reflektorischer Reiz wird ausgelöst.

Die Nasenspülung

Die Nasenspülung kann mit einer Nasendusche aus Plastik oder auch Keramik erfolgen. Die Spülung sollte mit isotonen Salzlösungen erfolgen, denn diese entsprechen in ihrer Konzentration dem Mineralstoffgehalt des Blutes und der menschlichen Tränenflüssigkeit und sind somit reizarm. Verwenden Sie dafür 1,8 g Natursalz (abgepackt zu erwerben), füllen die Nasendusche mit 200 ml frischem, lauwarmem Wasser und schwenken die Nasendusche, bis sich das Salz ganz aufgelöst hat. Die so befüllte Nasendusche nehmen Sie in die rechte Hand. Nun beugen Sie Ihren Kopf über ein Waschbecken mit dem Blick zur rechten Schulter und atmen durch den leicht geöffneten Mund. Jetzt führen Sie die Dusche zur Nase und verschließen mit dem Nasenansatz das rechte Nasenloch. Die Nasenscheidewand wird umspült und die Salzlösung tritt aus dem linken Nasenloch wieder aus.

Das hat mir gutgetan:

....

....

....

Zusammenfassung

Für die Selbsthilfe, wenn der Kopfschmerz einzusetzen droht oder schon da ist, genügen oft ganz einfache Mittel. Kneipp'sche Wasseranwendungen sind eine bewährte und schonende Methode, die man nach kurzer Anleitung auch gut selbst zu Hause durchführen kann. Schon Kinder können mit großem Spaß an die Kneippanwendungen herangeführt werden. Wer sich einmal daran gewöhnt hat, sie regelmäßig zu machen, hat damit eine »Hausapotheke« für alle Fälle zur Hand. Denn neben dem zielgerichteten Einsatz gegen Kopfschmerzen eignen sie sich auch wunderbar zum Abbau von Stressreaktionen, stärken die Blutgefäße und den Kreislauf und sorgen für einen guten, erholsamen Schlaf. Das alles kommt Kopfschmerzpatienten besonders zugute.

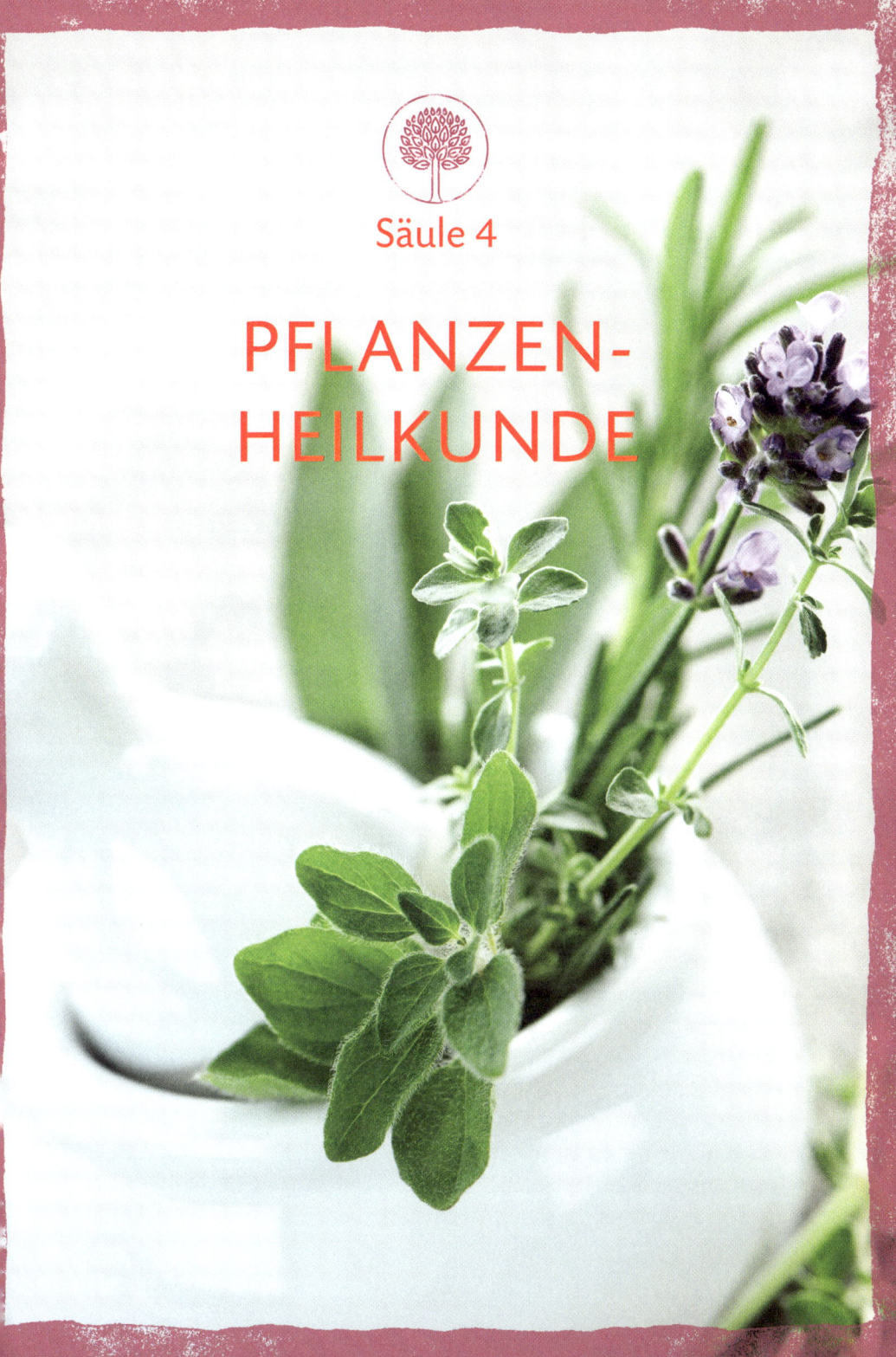

Säule 4

PFLANZEN-HEILKUNDE

Wie Pflanzen gegen Kopfschmerz helfen

Die herkömmliche medikamentöse Kopfschmerztherapie hilft nicht immer ausreichend, führt zu unerwünschten Nebenwirkungen oder erzeugt selbst wieder Kopfschmerzen.
In solchen Fällen kann eine Therapie mit pflanzlichen Heilmitteln durchaus sinnvoll sein.

Pflanzliche Mittel zum Einnehmen

Mutterkraut *(Tanacetum parthenium)*, auch »falsche Kamille«, Fieberkraut (Feverfew)

Seit dem Mittelalter wird diese Pflanze bei Fieber und Kopfschmerzen sowie zur Behandlung gynäkologischer Probleme verwendet. Die darin enthaltenen Parthenolide vermindern unter anderem die Bildung von Prostaglandinen (Entzündungsbotenstoffe) und wirken somit entzündungshemmend. Auch eine Wirkung auf den Botenstoff Serotonin ist nachgewiesen. Mutterkraut steht als standardisierte Zubereitung zur Verfügung und muss über mehrere Wochen vorbeugend eingenommen werden. Es darf nicht abrupt abgesetzt werden, sondern muss langsam ausgeschlichen werden. In klinischen Studien konnte so bei Migränepatienten eine Verringerung der Attacken-Häufigkeit nachgewiesen werden.

Pestwurzelstock *(Petasitis radix)*

Schon in der Antike wurde die Pestwurz (lateinisch Petasites hybridus) bei Kopfschmerzen eingesetzt. Im Mittelalter bekämpfte man mit ihr auch die Pest, daher der Name. Auch die Anwendung in der Migränevorbeugung hat eine lange Tradition. Heute gilt die Pestwurz als wirksames und gut verträgliches pflanzliches Mittel in der Migräneprophylaxe und in der Therapie krampfartiger Schmerzen. Diverse Untersuchungen belegen eine schmerzstillende, krampflösende, entzündungshemmende und entspannende Wirkung bei Migräne, Asthma und Muskelverspannungen. Der Wirkeintritt einer Pestwurz-Therapie ist häufig schon nach etwa vier Wochen zu beobachten. Die Anzahl der Migräneattacken reduziert sich, wie einige Studien zeigen, um bis zu 60 Prozent. Die Schmerzintensität während der Anfälle nimmt deutlich ab, die Dauer der Attacken verändert sich dagegen meist nicht. Eine Kombination mit Akutschmerzmitteln ist möglich. Um eine effektive und auch nachhaltige Wirkung der Pestwurz-Behandlung zu gewährleisten, muss diese über einen längeren Zeitraum (3 bis 4 Monate) regelmäßig und in ausreichender Dosierung eingenommen werden. Standardisierte Pestwurz-Spezialextrakte (z. B. Petasites Petadolex®) garantieren eine sichere und wirksame Therapie.

Für die Akuttherapie: Weidenrinde *(Salicis cortex)*

Die wohl bekannteste und älteste schmerz- und entzündungslindernde Arzneipflanze Deutschlands ist die Weidenrinde. Die medizinische Anwendung der Weidenrinde wurde bereits in der Antike unter anderem von Hippokrates beschrieben. Mit der Synthese von Acetylsalicylsäure durch Hoffmann im Jahr 1897 begann der Siegeszug des Aspirins® und die Weidenrinde verlor therapeutisch an Bedeutung. Im Rahmen der modernen Phytotherapie und im Bestreben nach nebenwirkungsarmen Behandlungsmöglichkeiten rückte die Weidenrinde wieder mehr in den Fokus bei der Behandlung von Fieber, Gelenk- und Kopfschmerzen.

Bei Kopfschmerzen müssen Tagesdosen von 180 bis 240 mg Gesamtsalicin verwendet werden.

Die für Aspirin typischen Eigenschaften und Nebenwirkungen einer veränderten Blutgerinnung und das vermehrte Auftreten von Mikroblutungen im Magen- und Darmtrakt sind bei der Weidenrinde aufgrund der unterschiedlichen chemischen Struktur in den empfohlenen Dosierungen nicht zu beobachten.

Zur äußerlichen Anwendung

Pfefferminzöl *(Menthae piperitae aetherolum)*

Schon seit dem Altertum ist die Pfefferminze als Heilpflanze bekannt. Die beiden Hauptbestandteile des Öls der Pflanze Mentha piperita sind Menthol und Menthon. Bei leichten und mittelschweren Spannungskopfschmerzen konnte in mehreren Studien eine zuverlässige Wirkung belegt werden. Die Wirkung war dabei vergleichbar mit der gängiger Schmerzmittel wie Paracetamol und Aspirin. Die wichtigsten Effekte des Pfefferminzöls sind:

+ Zentrale Schmerzblockade
+ Verbesserung der Durchblutung
+ Hemmung bestimmter Botenstoffe, die in der Schmerzentstehung eine Rolle spielen (u. a. Serotonin)
+ Entkrampfung der Muskulatur
+ Herabsetzung der Schmerzempfindlichkeit

Das Öl wird bei Bedarf mehrmals täglich auf Stirn und Schläfe eingerieben. Vorsichtig, damit nichts in die Augen kommt.

Tigerbalsam

Eine in Australien durchgeführte Studie konnte zeigen, dass auch Tigerbalsam, lokal angewendet, eine effektive Linderung von Kopfschmerzen bewirkt. Auch diese Wirkungsstärke ist vergleichbar mit Paracetamol und anderen Schmerzmitteln. Tigerbalsam-Salbe ist einer der Klassiker aus der chinesischen Medizin und wird bei vielerlei Beschwerden eingesetzt. Vor allem der weiße Tigerbalsam wird gegen Kopfschmerzen verwendet.

Die Salbe sollte vorsichtig angewendet werden und darf keinesfalls auf Schleimhäute oder in die Augen gelangen.

Weitere Naturprodukte in der Kopfschmerztherapie

Viele weitere pflanzliche Mittel werden in der Erfahrungsmedizin gegen Kopfschmerzen eingesetzt. Es lohnt sich durchaus, das eine oder andere auszuprobieren – so individuell der Kopfschmerz ist, so individuell können auch die Mittel sein, die ihn lindern helfen. Sie sollten aber wissen, dass es zu den meisten dieser Pflanzen keine echten wissenschaftlichen Wirknachweise gibt, sondern lediglich Erfahrungsberichte.

Im alten Ägypten wurde *Vanille* zur Behandlung von Kopfschmerzen verordnet. Vanilleextrakte enthalten unter anderem das ätherische Öl Eugenol, das schmerzstillende Eigenschaften besitzt. Man rührt Vanilleextrakt in Wasser ein und trinkt die Lösung.

Auch *Gelbwurz* (Kurkuma, hauptsächlich als Grundstoff von Currymischungen bekannt) wird seit alter Zeit als Schmerzmittel eingesetzt. Wer es mag, kann einen Teelöffel Gelbwurz in heißer Milch genießen – zur Entspannung des ganzen Körpers und für einen guten Schlaf.

In den letzten Jahren hat Ingwer geradezu einen Siegeszug in der Pflanzenheilkunde angetreten. Er hilft bei Erkältungen, wärmt gut durch und soll auch bei Kopfschmerzen gute Dienste tun. Dazu geben Sie einfach ein paar Stücke frischen Ingwer in heißes Wasser und schmecken mit Zitronensaft und vielleicht etwas Honig ab.

Ätherische Öle, beispielsweise Lavendel-, Rosen- oder Melissenöl, aber auch – ein ungewöhnlicher, aber wirksamer Tipp – Grapefruitöl können entspannend auf Körper und Geist wirken und so Kopfschmerzen lindern. Kaufen Sie hochwertige Öle, keine synthetischen Duftöle, probieren Sie aus, welcher Duft Ihnen am meisten zusagt, und geben Sie wenige Tropfen in eine Duftlampe, aufs Kopfkissen oder auf ein Taschentuch.

Auch Essig, vor allem naturbelassener Apfelessig, kann innerlich und äußerlich bei Kopfschmerzen helfen. Ein bis zwei Teelöffel Apfelessig in einem Glas lauwarmem Wasser schluckweise getrunken haben sich bewährt. Oder versuchen Sie einmal, etwas Essigwasser aufzukochen und zu inhalieren. Der scharfe Geruch des Dampfs soll leichtere, aber lästige Kopfschmerzen vertreiben.

7 ganz natürliche Hilfen für Ihr Wohlbefinden

 Eine Augenpause durchführen: Die Hände reiben, bis die Handflächen warm geworden sind. Mit den angewärmten Handinnenflächen die Augen palmieren, das heißt die Hände leicht gewölbt auf die Augenpartie legen, ganz sachte, ohne Druck. Die Augen offen halten, der Blick entspannt sich in das Dunkel hinein. Beim zweiten Durchgang die Augen schließen.

 Gleichzeitig mit der Augenpause oder stattdessen eine Ohrenpause machen. Auch hier zuerst die Handflächen aufwärmen, dann die leicht gewölbten Handflächen auf die Ohren legen. Ein paar vertiefte Atemzüge machen und nach innen lauschen.

 Eine Energiemassage ist wie ein kleiner Urlaub, den sie sich selbst schenken. Sie ist auch sehr nützlich in der Pause bei langen Autofahrten, um sich wieder richtig mit Energie aufzutanken.

+ Mit den Fingerspitzen sanft das Gesicht beklopfen, dann auch die ganze Kopfhaut, Hinterkopf und Nacken.

+ Anschließend mit einem Faszien- oder Tennisball den Rücken beleben (im Liegen wie im Stehen möglich).

+ Die großen Energieleitbahnen aktivieren: Mit einer Hand den anderen Arm von oben nach unten (innen) abklopfen (so sanft oder kräftig, wie es Ihnen angenehm ist), Handinnenfläche, Finger, die Hand wenden und außen nach oben klopfen (»tapping«). Zwei Mal wiederholen, dann Seitenwechsel.

+ Danach mit beiden Händen über das Brustbein Richtung Nierengegend klopfen, dort die Hände zu Fäusten ballen und kreisen (jeweils einige Kreise im Uhrzeigersinn und gegen den Uhrzeigersinn).

+ Schließlich noch die Beinmeridiane: An der Hosenaußennaht nach unten klopfen, über die Füße und innen wieder hoch. Zwei Mal wiederholen. Für den Kreislauf darauf achten, dass der Kopf höher bleibt als der Po.

Haben Sie schon mal eine Handinhalation ausprobiert? Ein bis zwei Tropfen eines qualitativ hochwertigen ätherischen Öles (ein Duft, den Sie lieben) in die Handfläche geben, mit zwei Fingern der anderen Hand im Uhrzeigersinn verteilen. Dann die Handflächen aneinander reiben und durch die gewölbten Handflächen ein paar Mal tief einatmen.

Den Körper von Kopf bis Fuß dehnen, zunächst nach oben, so weit es geht, dann auch seitlich und schließlich nach vorne und nach unten. Achten Sie, wenn Sie nach vorne unten gehen, darauf, dass Sie keinen Buckel machen.

Eine Yoga- oder Qi-Gong-Übung, bewusst ausgeführt, kann zur täglichen Pauseninsel werden. »Stehen wie ein Baum« oder eine Drehübung im Sitzen, Stehen oder Liegen zur Massage der Bandscheiben bieten sich an. Auch ein einfaches genüssliches Rekeln und »Langmachen« ist wirkungsvoll.

Besteht die Möglichkeit, in einer Pause ins Freie zu gehen? Einen Baum zu betrachten, vielleicht auch zu berühren? Nutzen Sie sie! Sollte dies nicht möglich sein, so kann es nach Auskunft von Studien schon helfen, Bilder von Bäumen anzuschauen. Die Waldmedizin belegt die wohltuend beruhigende und schmerzlindernde Wirkung.

Dos & Don'ts

Mittel aus der Pflanzenheilkunde können eine wunderbare Möglichkeit darstellen, den Gebrauch von Schmerzmitteln zu reduzieren. Außerdem sind sie gut für die Selbsthilfe geeignet. Bedenken Sie dabei aber immer: Alles, was wirkt, hat auch Nebenwirkungen. Übertreiben Sie also auch den Gebrauch pflanzlicher Mittel nicht. Und lassen Sie sich durch den Gebrauch von Hausmitteln nicht davon abhalten, ärztliche Hilfe in Anspruch zu nehmen, wenn Ihre Kopfschmerzen häufig auftreten oder besonders heftig werden. Vor allem ist wichtig, dass Ihr Arzt/Ihre Ärztin abklärt, ob sich hinter den Kopfschmerzen irgendwelche anderen Krankheiten verbergen.

Schritt für Schritt

Vorher:
....
....
....

Nachher:
....
....
....

Mein Meilenstein

Was habe ich erreicht?

Haben Sie gute Erfahrungen mit Hausmitteln oder pflanzlichen Heilmitteln gemacht? Gibt es in Ihrer näheren Umgebung, beispielsweise in Ihrer Familie, kluge Menschen, die sich mit natürlichen Heilmitteln auskennen? Sprechen Sie darüber und probieren Sie natürliche Mittel in aller Offenheit und unverkrampft aus, also ohne allzu große Skepsis, aber auch ohne übersteigerte Hoffnungen auf »Wundermittel«. Vielleicht erleben Sie dann eine positive Überraschung.

Das hat mir gutgetan:

....

....

....

....

....

....

....

....

Zusammenfassung

Wir dürfen der Natur viel Heilkraft zutrauen. Für die Pflanzenheilkunde gilt außerdem: Wir lernen ständig dazu. Bei vielen Mitteln aus der Erfahrungsmedizin entdeckt die Naturwissenschaft erst ganz allmählich, welche Wirkungszusammenhänge in ihnen stecken. Und auch in der traditionellen Medizin anderer Kontinente gibt es noch viele spannende pflanzliche Heilmittel zu erforschen. Offenheit auf diesem Gebiet ist also in jedem Fall gut. Gerade der Spannungskopfschmerz spricht manchmal erstaunlich gut auf natürliche Methoden an, die gleichzeitig für Entspannung und eine körperliche und/oder geistige Auszeit sorgen.

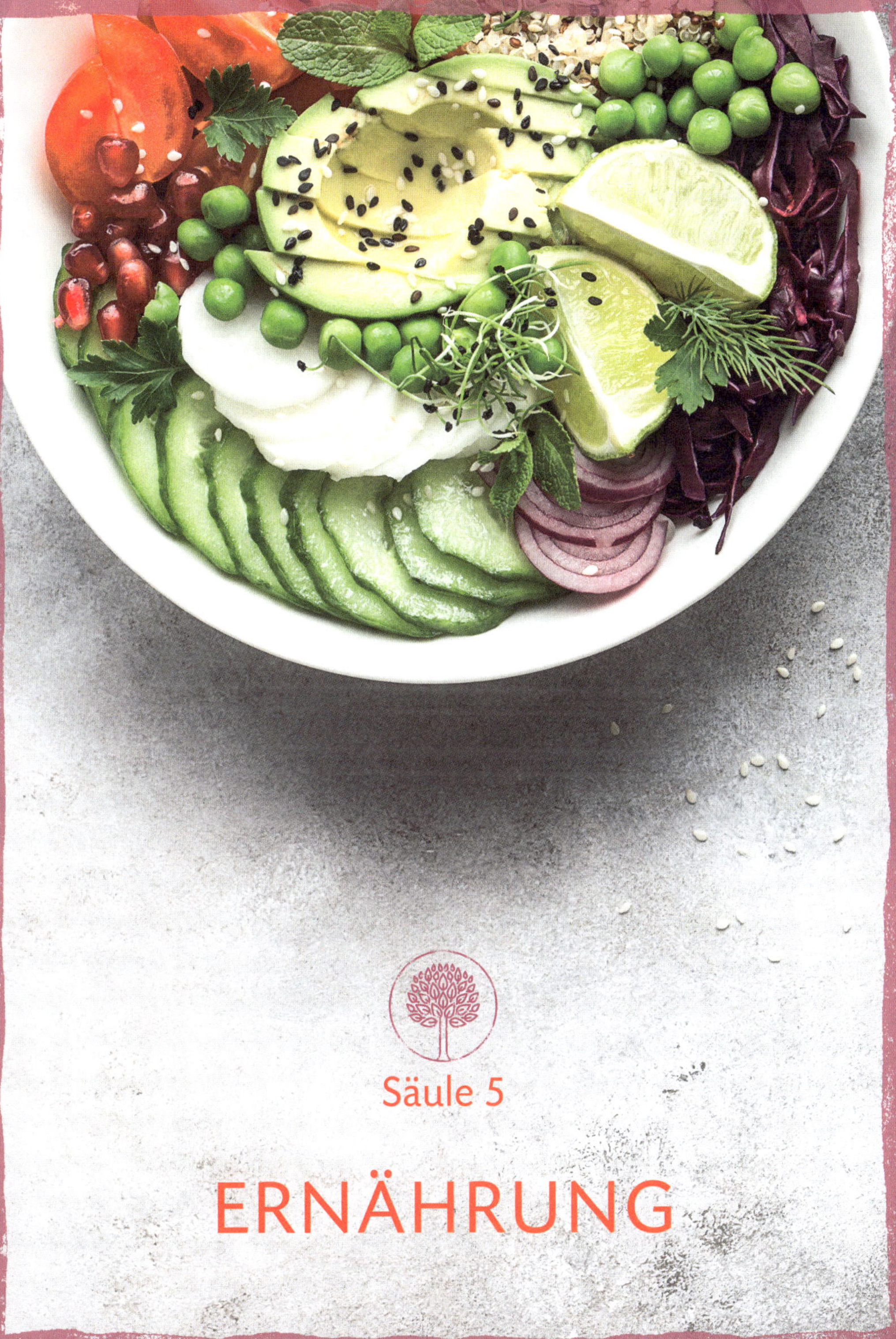

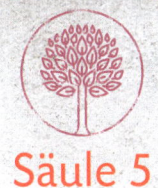

Säule 5

ERNÄHRUNG

Warum setzt Ernährung positive Prozesse in Gang?

Verschiedene Vitalstoffe in Lebensmitteln können Kopfschmerzen entgegenwirken, lindern und sogar blockieren. Umgekehrt gelten einige Substanzen als sogenannte Trigger, das heißt, manche Nahrungsmittel können Kopfschmerzen begünstigen, verstärken oder sogar auslösen.

Entsprechend bietet Ihnen die Ernährung eine direkte und einfache Möglichkeit, Ihre Kopfschmerzen aktiv zu beeinflussen. Denn die Nahrungsaufnahme zählt zu den sogenannten Alltagsaktivitäten: Wir essen ohnehin – die allermeisten mehrmals täglich –, also wählen Sie weise, was Sie essen. So können Sie sofort und ohne zusätzlichen Aufwand etwas für Ihr Wohlbefinden tun. Folgende Maßnahmen bieten sich an:

Auslöser für Kopfschmerzen vermeiden

Häufige Kandidaten sind gereifte Lebensmittel, die einen hohen Gehalt an biogenen Aminen (z. B. Histamin) enthalten. Dazu zählen reifer Käse, Fischkonserven, Geräuchertes sowie etliche alkoholische Getränke. Außerdem Geschmacksverstärker (z. B. Glutamat, Hefeextrakte) und Nitratverbindungen, die in Fertiggerichten, Fast Food, Fleisch- und Wurstwaren vorkommen. Überprüfen sollte man auch koffeinhaltige Getränke, Kakao, scharfe Gewürze und künstliche Süßungsmittel. Ebenso stehen künstliche Aromen, Farbstoffe (z. B. Tartrazin E 102) sowie Schwefelverbindungen (E 220–E 228), z. B. als Trockenobstzusatz, auf dem Prüfstand. Auch sauer Eingelegtes wie Pickles oder Sauerkraut können Trigger sein. Selbst Zitrus- und andere Früchte kommen als Auslöser infrage. Überdies stören tierische Fette im Übermaß das reibungslose Zusammenspiel von Botenstoffen, die die körpereigene Schmerzhemmung regulieren. Sehr häufig ist die Menge ausschlaggebend – Experten sprechen von der sogenannten Schwellendosis. So kann es sein, dass die an sich problematischen Substanzen in ganz geringer Menge gegessen keinerlei Beschwerden auslösen, zum Beispiel etwas geriebener Parmesan zum Nudelgericht, mehr davon jedoch, z. B. das zusätzliche Stück Käse als Nachtisch, heftige Symptome hervorruft, weil in diesem Fall die Schwellendosis überschritten worden ist. Da es sich bei Lebensmitteln um Stoffgemische handelt, ist es gar nicht so leicht, herauszufinden, wie viel wovon in welcher Kombination schädlich sein kann. Aber mit ein wenig Geduld ist es gut machbar, und die Beschäftigung mit solchen Triggerstoffen wird Ihnen zu einer besseren Lebensqualität verhelfen.

Davon abzugrenzen sind Lebensmittelallergien und -unverträglichkeiten. Fachpraxen für Dermatologie und Allergologie führen einschlägige Tests durch. In Eigenregie können Sie mithilfe einer Ausschluss- oder Weglass-Diät weitere Erkenntnisse gewinnen, ob z. B. eine Glutenunverträglichkeit besteht. Sie streichen die entsprechenden Lebensmittel für einige Tage oder Wochen vom Speiseplan und essen diese dann wieder, um festzustellen, ob sie Kopfschmerzen hervorrufen. Besprechen Sie Ihre Beobachtungen mit Ihrem behandelnden Arzt oder Therapeuten. Bei Migräne können Sie erst nach 36 Stunden sicher sein, ob es eine entsprechende Reaktion gibt. Wenn Sie einen Nahrungsbestandteil identifiziert haben, können Sie nach ca. einem Jahr testen, ob er nach wie vor Probleme verursacht oder ob die Unverträglichkeit vorübergehend war. Es hat sich jedoch gezeigt, dass es in einem solchen Fall sinnvoll ist, nur gelegentlich und nicht übermäßig viel davon zu essen oder zu trinken, weil sich die Unverträglichkeit sonst wieder einstellen kann.

Ausreichend trinken

Circa 30 Milliliter pro Kilogramm Körpergewicht sollten Sie täglich trinken. Beispiele: Wer 70 Kilo wiegt, sollte 2100 ml, also gut 2 Liter, trinken. Wer 80 Kilo wiegt, sollte 2400 ml, also knapp 2,5 Liter, trinken. Und wer 50 Kilo wiegt, ist mit 1500 ml, also 1,5 Litern, grundversorgt. Selbstverständlich spielen auch Faktoren wie Temperatur, Tätigkeit u.a. eine Rolle, doch für übliche Alltagsumstände ist diese »Pi mal Daumen«-Formel hervorragend geeignet. Neben bis zu drei Tassen Kaffee oder Tee ist Mineralwasser optimal. Geeignet sind auch ungesüßte oder nur leicht gesüßte milde Früchte- und leichte Kräutertees sowie Saftschorlen 4:1 (4 Teile Wasser, ein Teil reiner Fruchtsaft). Eine (Gemüse-)Brühe versorgt den Organismus mit Flüssigkeit und zusätzlich mit Mineralstoffen. Das gilt auch für stark mit Mineralwasser verdünnte Sauermilchprodukte, z. B. Kefir (Verdünnung wie bei Schorle, siehe oben). Darüber hinaus gewinnt der Körper natürlich auch Flüssigkeit aus der Nahrung.

Unserer Erfahrung nach wird das Trinken nach wie vor von vielen vernachlässigt. Dabei ist es gar nicht schwer, sich gesunde Trinkgewohnheiten anzueignen: Tun Sie es ganz bewusst, nach einigen Tagen fällt es schon leichter, Ihr Körper gewöhnt sich nämlich daran und signalisiert Ihnen wahrscheinlich wieder mit einem Durstgefühl, wenn Sie in ein Wasserdefizit geraten sollten. Machen Sie sich klar, dass es nicht nur darum geht, den Körper ausreichend mit Flüssigkeit zu versorgen. Sie möchten ihm auch ein Lösungsmittel zur Verfügung stellen, mit dessen Hilfe er schädliche Substanzen mühelos ausschleusen kann. Wasser ist nun mal das beste Lösungsmittel der Welt! Wenn Sie großzügig trinken, bedeutet das auch: Was über die Nieren ausgeschieden werden kann, darum braucht sich die Leber nicht mehr zu kümmern. Idealerweise nehmen Sie den Großteil der Getränke zwischen den Mahlzeiten zu sich, nicht während der Mahlzeiten. Dies bewirkt, dass die Verdauungssäfte (Magensaft, Bauchspeichel, Dünndarmspeichel …) unverdünnt auf den Speisebrei einwirken können, was wiederum die Bekömmlichkeit verbessert. Um sich (wieder) gute Angewohnheiten zuzulegen, nutzen Sie für ein bis zwei Wochen jeden Tag ein Trinkprotokoll oder kreuzen Sie einfach für jedes getrunkene Glas Wasser (à 200 ml) einen Smiley an, den Sie sich vorher auf einen Zettel malen. Acht pro Tag, und Sie haben gut 1,5 Liter Wasser getrunken! Bei einer schweren Herz-, Nieren- oder Stoffwechselerkrankung kann es vorkommen, dass der behandelnde Haus- oder Facharzt ein Trinklimit gibt. Dann halten Sie sich bitte daran. Ansonsten: Let it flow!

Regelmäßig essen

Keine Sorge, »regelmäßig« bedeutet nicht, dass Sie sich zu vorgegebenen Ess-Mustern zwingen müssen. Finden Sie heraus, welche Zeiten für Sie am zuträglichsten sind. Das kann das klassische Frühstück/Mittagessen/Abendessen sein, eventuell mit kleinen Zwischenmahlzeiten. Genauso kann es jedoch auch ein anderes Schema sein. Einige Experimentiertage reichen meist aus, um das herauszufinden! Grundsätzlich ist der regelmäßige Nachschub an Energie, Nähr- und Wirkstoffen zu empfehlen. Ob »regelmäßig« im Einzelfall alle 5 Stunden oder alle 2 Stunden heißt, hängt neben individuellen Stoffwechselfaktoren naturgemäß auch davon ab, was und wie viel jeweils verzehrt wird. Hinzu kommen individuelle Faktoren wie Konstitution, Größe und Funktion der an der Verdauung beteiligten Organe, Aktivität usw. Der physiologische Hintergrund ist der, dass eine gewisse Konstanz dem Körper grundsätzlich hilft, ausgeglichener zu regulieren. Das bezieht sich auf den Blutzucker ebenso wie auf die Verfügbarkeit von Mineralien und Wasser.

Der Blutzucker bleibt konstanter, wenn Sie Vollkornprodukte essen, also Naturreis statt weißem Reis, Vollkornnudeln statt weißen Nudeln, Vollkornbrot statt Weißbrot usw. Überdies stabilisiert gesundes Essen den Blutzucker: Gemüse, Hülsenfrüchte wie Bohnen, Linsen und Erbsen sowie Nüsse und Saaten (Kerne). Je naturbelassener ein Lebensmittel, desto sanfter die Wirkung auf die Blutzuckerkurve. Ein ganzer Apfel wirkt sich moderater aus als ein Glas Apfelsaft, eine Pellkartoffel besser als Flockenpüree usw. Das liegt daran, dass die Zuckermoleküle aus dem Lebensmittel nach und nach herausgelöst und aufgenommen werden. Im verarbeiteten Nahrungsmittel hingegen sind sie schon aufgeschlüsselt und werden schneller aufgenommen. Die Konsequenz ist bekannt: Um den Blutzucker in einem gewissen Bereich zu halten, wird Insulin ausgeschüttet. Insulin bewirkt, solange keine Insulinresistenz vorliegt, dass der Zucker aus dem Blut in die Zellen gelangt. Dadurch sinkt jedoch der Blutzuckergehalt relativ schnell ab, was wiederum Gefäß- und andere Reaktionen bedingt, die Kopfschmerzen auslösen können.

Vitalstoffreich essen

Mineralstoffe, Spurenelemente, Vitamine und weitere sekundäre Pflanzenstoffe wie Salizylsäure stabilisieren den Organismus und wirken auch auf die Schmerzentstehung und Schmerzhemmung ein. Besonders reich an Vitalstoffen sind zahlreiche Gemüsesorten, Früchte, Kräuter, Vollwertgetreideprodukte, Nüsse, Saaten und Hülsenfrüchte. Als besonders wichtig gelten Magnesium, Vitamin B_2 und Coenzym Q_{10}.

Nährstoffe werden aus dem Darm ins Blut geschleust und damit dem ganzen Körper verfügbar gemacht. Für den optimalen Übergang, die sogenannte Resorption, spielt die Darmflora eine überragende Rolle. Milchsäurebakterien, wie z. B. in Kefir und Naturjoghurt, tragen zu einer ausgewogenen Darmflora bei und verbessern die Resorption von Magnesium. Vollkornprodukte enthalten nicht nur bedeutend mehr Vitamine und Mineralstoffe, sie tragen auch entscheidend zu einer günstigen Darmflora bei. Darm und Kopf sind miteinander verbunden. Insofern wirkt sich eine aktive Darmpflege immer auch positiv auf den Kopf aus.

Antientzündlich essen

Antientzündlich essen heißt vor allem: weniger Arachidonsäure, mehr Omega-3-Fettsäuren! Weniger Arachidonsäure essen Sie automatisch dann, wenn Sie weniger Fleisch- und Wurstwaren konsumieren, da diese Säure in tierischen Lebensmitteln steckt. Ein bis zwei Fleischmahlzeiten pro Woche, täglich nicht mehr als zwei Portionen Milchprodukte und bis zu drei Eier pro Woche genügen, dann ist die Menge an Arachidonsäure gering genug, dass sie keinen Einfluss auf Entzündungsprozesse nimmt.

Die natürliche Gegenspielerin ist die Omega-3-Fettsäure. Es gibt sie als Docosahexaensäure, als Eicosapentaensäure und als Alpha-Linolensäure, die pflanzliche Variante. Größere Mengen an entzündungshemmenden Omega-3-Fettsäuren enthalten fetter Seefisch, Algen, Lein-, Hanf- und Rapsöl sowie Walnüsse und Spezialprodukte (Krillöl, Chiasamen usw.). Auch von der Linolsäure sollte eher wenig verzehrt werden. Hohe Gehalte an Linolsäure weisen Distelöl, Sonnenblumenöl und Maiskeimöl auf.

Weniger Zucker

Zucker ist dreifach problematisch: Über die Insulinwirkung bewirkt (zu) viel Zucker ein entzündungsbegünstigendes Zellmilieu, im Darm stört (zu) viel Zucker die Ausgewogenheit des Mikrobioms, weil er die Gärungsflora bevorteilt. Und (zu) viel Zucker begünstigt Übergewicht. Vom Fettgewebe wiederum werden verschiedenste Substanzen gebildet, einige davon mit entzündlicher Wirkung.

Wie viel ist zu viel Zucker? Die Weltgesundheitsorganisation WHO hat letztes Jahr ihre Zuckerrichtlinie aktualisiert. Die Empfehlung lautet: nicht mehr als 25 Gramm am Tag, das entspricht in etwa 6 Teelöffeln. Dazu gehört Zucker, den Sie in Form von Haushaltszucker, Honig, Sirups usw. essen, aber auch Zucker, der Lebensmitteln zugesetzt wird. Die größten Mengen finden sich in Softdrinks (Limonaden), in Süßigkeiten und Fertigbackwaren. Nicht berücksichtigen müssen Sie den Zucker, der von Natur aus in Gemüse, Früchten und anderen gesunden Lebensmitteln steckt (wenn diese in üblichen Mengen verzehrt werden).

Kräuter und Gewürze

Antientzündlich können zahlreiche Substanzen in Kräutern und Gewürzen wirken. Von den Gewürzen besonders gut untersucht sind Curcumin aus der Gelbwurzel Curcuma, das Gingerol aus dem Ingwer und Senföle. Überdies finden sich in fast allen pflanzlichen Lebensmitteln Beispiele für antientzündliche Wirkstoffe, z. B. das Oleocanthal in der Olive. Viele dieser Stoffe kommen in der mediterranen Küche vor, deshalb gilt eine mediterran angehauchte Vollwerternährung bzw. eine vollwertig ausgerichtete mediterrane Ernährung als »Goldstandard«.

Gut essen – klarer Kopf

Wenn Sie gerne kochen, haben Sie wahrscheinlich Freude daran, neue Rezepte auszuprobieren. Wenn Sie zu den »Kochmuffeln« gehören, gilt es, eine kleine Barriere zu überwinden und es einfach mal auszuprobieren. Es geht schließlich nicht um Fünfgängemenüs, für die Sie vorher noch stundenlang einkaufen müssen. Es geht darum, sich selbst so versorgen zu können, dass Sie eine unpassende Ernährung als Ursache für Ihren Kopfschmerz ausschließen können und Ihrem Körper all die Stoffe anbieten, die er benötigt.

. . . .UND DARAUF SOLLTEN SIE ACHTEN. . . .
Oft wird die Frage gestellt, ob Tiefkühlgemüse zu verwenden in Ordnung sei. Die Antwort lautet Nein, wenn es sich um Fertigprodukte handelt (also Gemüse in Rahmsauce o. Ä.), und Ja, wenn Sie Gemüse naturell kaufen.

Sich so zu ernähren, dass Kopfschmerzen/Migräne entgegengewirkt wird (antientzündlich usw., siehe oben), geht aber auch ohne Kochen. Wählen Sie bekömmliche Hafer- und Dinkelflocken, Biovollmilch oder Getreidemilchsorten, frische Früchte, ein sehr gutes Brot. Das gibt es meist nicht im Supermarkt, sondern bei einem »echten« Bäcker (Vollwertbäckerei).

Um weniger Wurst und Käse zu essen, probieren Sie vegetarische Brotaufstriche. Es gibt sie in sehr vielen Geschmacksvarianten. Meiden Sie aber Aufstriche auf Hefebasis.

Einige Gemüsesorten lassen sich hervorragend roh verzehren, z. B. Mairübchen, Karotten, Kohlrabi, Paprika, Gurke, Radieschen, Rettich usw. In mundgerechte Stücke geschnitten sind sie auch praktisch für unterwegs bzw. am Arbeitsplatz.

Bestandsaufnahme

Welche Lebensmittel esse ich täglich:

....

....

Hautbild:

....

....

Gewicht:

....

....

Das esse ich, wenn ich Heißhunger habe:

....

....

Alternativen, die ich bei Heißhunger zu mir nehmen könnte:

....

....

So fühle ich mich jetzt:

....

....

Ernährungstagebuch

An diesen Tagen achte ich auf vollwertige Ernährung:

	Morgens:	Mittags:	Abends:
Mo			
Di			
Mi			
Do			
Fr			
Sa			
So			

Ernährungstagebuch

An diesen Tagen achte ich auf vollwertige Ernährung:

	Morgens:	Mittags:	Abends:
Mo			
Di			
Mi			
Do			
Fr			
Sa			
So			

Lebensmittelübersicht

Darauf sollten Sie bei der Ernährungsumstellung achten und ungeeignete Lebensmittel austauschen:

Geeignet:	Ungeeignet:
Cashewkerne und andere Nüsse, entweder naturell oder hellgold fettfrei angeröstet (Pfanne) und mit Salz, Chili o. Ä. selbst gewürzt	Salziges »Knabberzeug«
Selbst hergestellte Gemüsechips	Kartoffelchips etc.
Joghurt natur selbst mit Früchten, Gewürzen usw. schmackhaft gemacht	Fertige Fruchtjoghurts
Wasser ggf. mit einem Schuss Saft, Zugabe von Zitronenscheibe, Apfelschale, Apfelstückchen, Minze usw.	Aromatisiertes Wasser, Softdrinks usw.
Früchtetee selbst zubereitet, mit Eiswürfeln und etwas Fruchtsaft für die Süße	Fertiger Eistee
Kaffee, Tee selbst gemacht (1 bis 3 Tassen pro Tag)	Fertigtees und -kaffees aus der Dose usw., Energiedrinks (mehr als 3 Tassen Kaffee pro Tag)
Vegetarische Brotaufstriche	Wurst
Selbst zusammengestelltes Müsli/Nüssli	Fertigmüslis (mit hohem Zuckeranteil)
Gemüsesuppen	Fertigsuppen mit tierischen Anteilen
Vollwertbrot	Fabrikbrot
Selbst gebackener Kuchen oder vom »richtigen« Bäcker	Fabrikbackwaren und -kuchen
Wenig/weniger Alkohol (1 bis 2 Glas/Tag)	Mehr/viel Alkohol (mehr als 2 Gläser/Tag)
Frische Lebensmittel bzw. Histaminarmes (Tiefkühlen stoppt den Prozess der Histaminbildung)	Salami, Fischkonserven, Geräuchertes, Rotwein bzw. Histaminreiches
Kohlenhydrate aus Kartoffeln, Vollwertbrot, Gemüse, Früchten, Milchprodukten	Kohlenhydrate aus Süßigkeiten, Limonaden, Fertigbackwaren

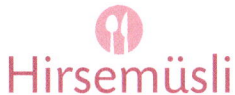
Hirsemüsli

glutenfrei, weizenfrei, nach Wunsch milchfrei, zitrusfrei

Zutaten für 2 Portionen
- 100 g Hirse
- 2 TL Lein- oder Chiasamen, grob geschrotet bzw. gemörsert
- 2 TL Reissirup oder dünnflüssiger Honig (z. B. Akazienhonig)
- Nach Belieben Kurkuma (evtl. noch eine Prise Pfeffer dazu)
- 1 Banane/Apfel/Birne oder 1 Tasse Beerenfrüchte
- 3 EL saure Sahne oder Quark (evtl. durch Mandelmilch ersetzen)

Die Hirse warm abspülen, um Bitterstoffe zu entfernen. Mit der gut doppelten Menge Wasser im geschlossenen Topf zum Kochen bringen und dann bei kleinster Hitze für circa 10 Minuten garen lassen. Lein- oder Chiasamen einrühren, ebenso den Reissirup oder den Honig und Kurkuma und eventuell noch eine Prise Pfeffer. Dann das Obst (Banane geschält und in Scheiben geschnitten oder mit der Gabel zerdrückt, Apfel/Birne geputzt und in Stücke geschnitten, Beerenfrüchte geputzt und nach Größe geviertelt, halbiert oder ganz) untermengen. Zuletzt die saure Sahne oder den Quark zugeben und umrühren. In zwei hübsche Bowls füllen und genießen.

Info: (Gold-)Hirse ist reich an Mineralien und Spurenelementen sowie an B-Vitaminen und Eiweiß! Dabei ist sie leicht verdaulich, bekömmlich und unkompliziert zuzubereiten.

Tipp: Auch Quinoa, die sogenannte Inka-Hirse, macht sich gut im Müsli und hat ähnliche Pluspunkte!

Blattsalat mit gerösteten Nüssen

glutenfrei, milchfrei, weizenfrei, zitrusfrei

Zutaten für 2 Portionen
- 50 g gemischte Nüsse und Kerne (Mandeln, Pecan-, Cashewnüsse, Sonnenblumenkerne usw.)
- 2 EL Olivenöl
- 2 EL Reisessig
- ½ TL Senf
- 150 g Blattsalat (Frisée, Rucola, Eichblattsalat, Feldsalat usw.)
- ½ Bund frischer Koriander oder Basilikum
- Meersalz, Pfeffer

Zuerst die grob gehackten Nüsse fettfrei in einer beschichteten Pfanne hellgolden anrösten, abkühlen lassen.

Für das Dressing Olivenöl, Reisessig, Senf und eine Prise Pfeffer verrühren, mit Salz abschmecken.

Die gewaschenen und geputzten Salatblätter mit Koriander- oder Basilikumblättern in einer hübschen Schale mischen, die Salatsoße darüber verteilen und die Nüsse darüberstreuen. Servieren.

Info: Lactucerol aus grünem Blattsalat beruhigt das vegetative Nervensystem. Überdies enthält Salat wertvolle Folsäure, die in gekochten Speisen kaum vorhanden ist, da sie empfindlich auf Hitze reagiert. Deshalb besteht häufig ein Mangel an diesem Vitamin der B-Gruppe. Grüner Blattsalat unterstützt den Stoffwechsel und die Verdauung. Koriander wirkt kopfschmerzhemmend. Reisessig gilt als mildeste Essigvariante.

Tipp: Auch Babyspinatblätter schmecken gut und stecken voller Vitalstoffe!

Grüne Erbsensuppe

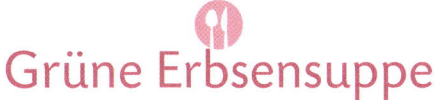

glutenfrei, milchfrei, weizenfrei

Zutaten für 2 Portionen
- 1 EL Olivenöl
- 1 kleine Zwiebel/Schalotte
- 300 ml Gemüsebrühe
- 250 g gefrorene oder frische grüne Erbsen
- 1 TL Limettensaft
- 1 Zweig frische Minze
- 2 TL Kokoscreme
- Meersalz, Pfeffer

Das Öl erhitzen, die klein geschnittene Zwiebel farblos andünsten.

Die Gemüsebrühe, die Erbsen und den Limettensaft zugeben und aufkochen lassen. Circa 15 Minuten köcheln lassen (TK-Erbsen sind schon nach der Hälfte der Zeit weich). Nicht überkochen, sonst geht die grüne Farbe verloren.

Gegen Ende der Garzeit die frischen Minzblätter hineingeben.

Alles im Mixer pürieren oder durch ein feines Sieb drücken. Abschmecken.

Die Suppe kann mit etwas heißem Wasser verdünnt werden, falls sie zu dick ist. In eine hübsche Bowl geben, mit einem Teelöffel Kokoscreme garnieren und servieren.

Info: Den grünen Perlen wird eine positive Wirkung auf Gehirn- und Nervenfunktionen zugeschrieben. Sie liefern einige Vitamine und Mineralien sowie Protein. Und natürlich Grünkraft! Überdies stärken sie die Darmfunktion. Minze kann Kopfschmerzen lindern.

Tipp: Anstelle von Kokoscreme harmoniert auch süße Sahne oder Crème fraîche sehr gut.

Pastinaken-Süßkartoffel-Suppe

glutenfrei, milchfrei, weizenfrei

Zutaten für 4 Portionen
- ½ Zwiebel
- 350 g Pastinaken
- 200 g Süßkartoffeln
- 150 g Karotten
- 4 EL Olivenöl
- 500 ml Gemüsebrühe
- 100 ml Kokosmilch oder -creme
- Meersalz, Pfeffer, evtl. etwas Chili

Die Zwiebel würfeln, die Pastinaken, Süßkartoffeln und Karotten schälen und in grobe Stücke schneiden.

Die Zwiebel (evtl. mit einer Prise Chili) in Olivenöl andünsten, dann Pastinaken, Süßkartoffeln und Karotten zugeben.

Mit der Brühe ablöschen. Köcheln lassen, bis das Gemüse weich ist (ca. 15 Minuten). Alles pürieren und dann die Kokosmilch zugeben. Falls die Suppe zu dick ist, mit etwas heißem Wasser die gewünschte Konsistenz herstellen. Mit Salz und Pfeffer abschmecken.

Info: Die Inhaltsstoffe von Pastinaken und Süßkartoffeln unterstützen die Verdauung; die Betacarotinoide der Karotten schützen die Körperzellen, z. B. die der Augen.

Tipp: Probieren Sie diese Suppe auch mal mit anderen Gemüsesorten wie Petersilienwurzel oder Kürbis.

Kartoffelsalat mit Joghurtsoße

glutenfrei, weizenfrei, zitrusfrei

Zutaten für 2 Portionen
- 400 g Kartoffeln
- 100 ml griechischer Joghurt
- 1 EL milder Senf
- 1 kleiner Bund frische Petersilie
- Pfeffer, evtl. Salz

Die Kartoffeln waschen und kochen, bis sie gar sind (etwa 20 Minuten). Abschrecken und abkühlen lassen.

In einer Schüssel den Joghurt mit Senf gut vermischen, die gewaschene und kleingeschnittene Petersilie sowie eine Prise Pfeffer zugeben. Abschmecken. Durch den Senf ist die Mischung meist salzig genug.

Die Kartoffeln pellen, in Scheiben oder Würfel schneiden und unter die Soße heben. Vor dem Servieren etwas ziehen lassen.

Info: Kartoffeln sind basisch. Joghurt liefert wertvolle Milchsäurebakterien (Lactobazillen). Petersilie hat Vitamin C und Mineralien, v. a. Eisen, Kalzium und Magnesium.

Tipp: Dieser Salat schmeckt lauwarm und kalt. Er lässt sich sehr gut mit frischer Salatgurke und Frühlingszwiebeln und/oder Cocktailtomaten ergänzen.

Nudel-Paprika-Auflauf

weizenfrei, zitrusfrei

Zutaten für 2 Portionen
- 1 orangefarbene Paprikaschote
- 3 Tomaten
- 1 kleine Zwiebel/Schalotte
- 130 ml Gemüsebrühe
- 200 g Vollkorn-Dinkelnudeln
- 100 g Mozzarella, gewürfelt (oder Tofu)
- 2 EL Milch
- 1 EL frische gehackte Kräuter (nach Belieben)
- Meersalz, Pfeffer

Paprika und Tomaten waschen, putzen und zerkleinern. Die Zwiebel schälen und in kleine Würfel oder dünne Scheiben schneiden. In einem Topf zugedeckt bei milder Hitze gar dünsten (circa 15 Minuten); nach 3 Minuten die Brühe zugießen.

In der Zwischenzeit die Vollkornnudeln in Salzwasser bissfest kochen. Nach dem Abgießen abtropfen lassen. Die Gemüsesoße mit den Nudeln und dem gewürfelten Mozzarella mischen, abschmecken und alles zusammen in eine Auflaufform geben. Die Milch darübergießen und im Backofen bei 180 °C goldbraun backen (circa 15 Minuten). Mit den frischen Kräutern bestreuen und servieren.

Info: Paprika, Zwiebel und Tomate liefern entzündungshemmende sekundäre Pflanzenstoffe, antioxidative Vitamine und durchblutungsfördernde Wirkstoffe. Komplexe Kohlenhydrate aus den Vollkornnudeln stabilisieren die Blutzuckerkurve und machen zufrieden (Magnesium; Tryptophan-Serotonin-Schiene). Die frischen Kräuter punkten mit Folsäure, Eisen, Kalzium, Chlorophyll und Vitamin C.

Wildlachs mit Spinat

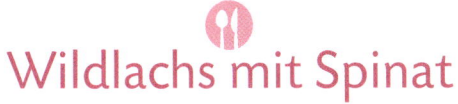

glutenfrei, weizenfrei

Zutaten für 2 Portionen
- 2 Tiefkühl-Lachsfilets (entweder Wildlachs oder aus Bio-Aquafarming)
- Saft von ½ Zitrone
- 100 g Tiefkühl-Blattspinat
- 2 Zwiebeln
- 2 Knoblauchzehen
- 1 EL Olivenöl oder Rapsöl
- Meersalz, Muskat, Pfeffer

Die Lachsfilets auftauen, mit Zitronensaft, Salz und Pfeffer marinieren. Den Blattspinat auftauen, mit Muskat, Salz und Pfeffer würzen.

Die Zwiebeln schälen und in Ringe schneiden, mit den geschälten Knoblauchzehen (mit dem Messer zerkleinert oder durch die Presse gedrückt) in Öl anbraten (farblos bis hell goldbraun). Unter den Spinat mischen.

Den Backofen auf 200 °C vorheizen. Den Spinat in eine feuerfeste Form geben, den Lachs darauflegen. 25 Minuten im Ofen garen.

Info: Lachs liefert neben Omega-3-Fettsäuren zahlreiche Mikronährstoffe wie Jod, Vitamin D und Spurenelemente, die sonst eher wenig in Lebensmitteln stecken! Spinat stärkt die Darmfunktion.

Tipp: Mit etwas geriebenem Edamer bestreut, wird der Geschmack noch herzhafter.

Rote-Linsen-Dal

glutenfrei, milchfrei, weizenfrei, zitrusfrei

Zutaten für 2 Portionen
- 125 g rote Linsen
- 1 kleine Zwiebel/Schalotte
- 1–1,5 cm frischer Ingwer
- 1 gelbe Paprikaschote
- 1 Lorbeerblatt
- ½ EL Koriandergrün
- 1 EL Olivenöl
- 1 Knoblauchzehe
- Je eine Messerspitze gemahlener Koriander, Kurkuma, Garam Masala
- 2 Tomaten
- Meersalz

Die Linsen waschen. Die Zwiebel schälen und klein schneiden. Den Ingwer schälen und klein hacken oder reiben. Die Paprika waschen, putzen und in Stückchen schneiden.

Alles zusammen mit dem Lorbeerblatt und dem zerkleinerten Koriandergrün in einen Topf geben und so viel Wasser zugeben, dass alles bedeckt ist. Zugedeckt zum Kochen bringen (Vorsicht, geht sehr schnell!) und dann bei milder Hitze 15 bis 20 Minuten köcheln lassen.

Die Knoblauchzehe schälen, pressen oder klein hacken und im Öl farblos andünsten, die Gewürze zugeben und gemeinsam kurz (½ Minute) braten. Dann die gewaschenen und in Stücke zerkleinerten Tomaten zugeben. Mit Salz abschmecken.

Die Linsen und die gewürzten Tomaten vermischen. Sanft erwärmen und servieren, z.B. mit einem Stück knusprigem Ciabatta oder Fladenbrot als leichtes Mittag- oder Abendessen.

Möhren-Zucchini-Puffer

glutenfrei, weizenfrei, zitrusfrei

Zutaten für 2 Portionen
- 100 g Möhren
- 100 g Zucchini
- 85 g glutenfreie Haferflocken
- 1 kleine Zwiebel/Schalotte
- 1 Ei
- 100 g Hüttenkäse oder Schafkäse
- Meersalz, Pfeffer, Chili
- Je zwei Messerspitzen Majoran, Thymian und Bohnenkraut (getrocknet oder frisch)
- Öl zum Braten

Die Möhren schälen, die Zucchini waschen und putzen, die Zwiebel schälen. Alles fein reiben (Haushaltsreibe oder Küchenmaschine) und zwei Prisen Salz untermischen.

Zügig in einer großen Schüssel mit Ei, Schaf- oder Hüttenkäse und den Kräutern vermischen, mit den Gewürzen abschmecken.

Aus der Masse circa 6 Taler formen. Öl in einer heißen Pfanne erhitzen und die Taler bei mittlerer Hitze von beiden Seiten hell goldbraun braten.

Info: Das Gemüse spendet Antioxidantien und der Käse Protein. Befriedigt den Appetit auf etwas Gebratenes aus der Pfanne.
Tipp: Die Puffer schmecken auch kalt sehr gut und sind auch bei Kindern sehr beliebt. Eventuell können Sie einen leckeren Dip dazu servieren.

Haferflockenbrot

glutenfrei, weizenfrei, zitrusfrei

Zutaten für ein Brot
- 500 g Vollkornhaferflocken
- 500 g Magerquark
- 3 Eier
- 1–2 Päckchen Weinsteinbackpulver
- 1 TL Salz

Je eine Handvoll Leinsamen und Studentenfutter (nicht zerkleinern)

Eine Kastenform mit Backpapier auslegen (sehr wichtig, sonst bleibt das Brot in der Form hängen). Alle Zutaten am besten mit den Händen verkneten und danach in die Form drücken. Den Backofen auf 180–200 °C vorheizen und ca. 1 Stunde backen.

Nach Belieben kann man das Brot auch schon nach ca. 50 Minuten aus der Form nehmen und dann (ohne Form) die restliche Zeit weiterbacken. So erhält das Brot eine schöne braune Kruste.

Zum guten Schluss

Wir hoffen, dass dieses Buch Ihnen einen guten Überblick über die vielen Möglichkeiten geben konnte, selbst gegen den Kopfschmerz aktiv zu werden. Denn so unterschiedlich die Menschen auch sind, die in unserer Praxis Hilfe suchen, und so unterschiedlich ihr Leben mit dem Kopfschmerz auch sein mag, eine Erfahrung machen wir gemeinsam mit unseren Patienten immer wieder: Mit ein paar Tabletten ist es nicht getan. Es lohnt sich, dem Kopfschmerz auf den Grund zu gehen. Es lohnt sich, herauszufinden, welche Faktoren bei Ihnen ganz persönlich Kopfschmerz auslösen oder begünstigen. Und es lohnt sich, gegenzusteuern und selbst etwas gegen den Kopfschmerz zu tun.

Wenn Sie auf den Seiten dieses Buches Anregungen gefunden haben, Ihrem Kopfschmerz im wahrsten Sinne des Wortes »die Stirn zu bieten«, dann hat es seinen Zweck erfüllt. Dabei kann man jedoch nicht genug betonen, dass Sie nicht alles allein machen müssen. Setzen Sie sich nicht unter Druck, Ihren Kopfschmerz selbst in den Griff bekommen zu müssen. Denn Druck – auch das sehen wir immer wieder – verschlimmert das Leiden nur. Gehen Sie behutsam mit sich um!

Lassen Sie sich helfen, wenn Ihr Kopfschmerz Ihnen Sorgen macht oder wenn Sie das Gefühl haben, mit Selbsthilfe allein nicht weiterzukommen. Scheuen Sie sich nicht, Ihren Hausarzt um Rat zu fragen. Er kennt die eigenen Möglichkeiten und Grenzen und kann Ihnen gegebenenfalls weiterführende Hilfen nennen. Einige andere hilfreiche Adressen und Hinweise zum Weiterlesen finden Sie auf der letzten Seite dieses Buches.

So bleibt uns nur noch, Ihnen alles Gute und von Herzen gute Besserung zu wünschen.

Ihre Autoren
Dr. Thomas Rampp und Sabine Pork

Hilfreiche Adressen und Tipps zum Weiterlesen

Ein hilfreiches Kopfschmerztagebuch finden Sie im Internet unter *http://www.apotheken-umschau.de/Kopfschmerzen/Mein-Kopfschmerztagebuch-zum-Ausdrucken-8394.html*. Sie können es ausdrucken und ausfüllen, um gut vorbereitet in das Gespräch mit Ihrem Arzt zu gehen.

Ebenso empfehlenswert ist der ähnlich aufgebaute Kopfschmerzkalender, den die Deutsche Migräne- und Kopfschmerz-Gesellschaft auf ihrer Internetseite anbietet: *http://www.dmkg.de/files/dmkg.de/patienten/Kalender/Kopfschmerzkalender_Neu_2011.pdf*

Auch unter *www.chronischemigraene.de* finden Sie ein Tagebuch, das Sie vor oder während einer ärztlich begleiteten Schmerztherapie verwenden können.

Diese weiteren Hilfsangebote können die ärztliche Begleitung nur ergänzen, nicht ersetzen.

Besuchen Sie uns im Internet: www.mens-sana.de

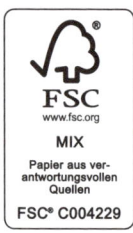

Originalausgabe März 2018
© 2018 Knaur Verlag
Ein Imprint der Verlagsgruppe Droemer Knaur GmbH & Co. KG, München
Alle Rechte vorbehalten. Das Werk darf – auch teilweise – nur mit Genehmigung des Verlags wiedergegeben werden.
Die in diesem Buch vorgestellten Ratschläge und Übungen wurden von den Autoren und dem Verlag sorgfältig geprüft und haben sich in der Praxis bewährt. Dennoch kann keine Garantie für das Ergebnis übernommen werden. Der Verlag und die Autoren schließen jegliche Haftung für Gesundheits- und Personenschäden aus.
Redaktion: Dr. Ulrike Strerath-Bolz
Fotos: Shutterstock.com: S. 21 Natalia Deriabina/, S. 35 Vandathai/, S. 49 varuna/, S. 63 Elena Elisseeva/, S. 73 Anna Shepulova
Hintergründe und dekorative Elemente: Shutterstock.com: Ratana21, art_of_sun, switzergirl, MyraLypa, chyworks, Fukurou; iStockphoto / venimo
Covergestaltung: atelier-sanna.com, München
Coverabbildung: iStock.com / venimo
Innengestaltung und Satz: atelier-sanna.com, München
Druck und Bindung: Uhl, Radolfzell
ISBN 978-3-426-65812-3

5 4 3 2 1